Business & Spiritualité,

de la dualité à l'harmonie

ISBN (livre) : 978-2-37692-373-2

ISBN (eBooks) : 978-2-37692-374-9

Corrections : Libres d'écrire

Édition papier et numérique : Libres d'écrire

Couverture : Libres d'écrire

Illustration(s) de couverture : © Artgonomia - © Deposit Photos

Libres d'écrire est un label de IS Edition, Marseille.

www.libresdecrire.com

Grégory Hourcadet

Business & Spiritualité,
de la dualité à l'harmonie

ARTGONOMIA

À toi,

À qui j'ouvre une fenêtre de mon cœur pour te partager cette épreuve avec la plus sincère authenticité. Une épreuve qui fût si difficile à traverser pour moi à un point suffisamment important qu'elle m'a permis d'aller au plus profond de moi-même pour toucher l'unité et l'essence même de mon être.

J'ai écrit ce livre il y a plusieurs années. Il m'a aidé dans ma quête de réalisation de Soi et je l'ai d'abord publié en version privée à l'attention de ma famille et de mes amis. Puis, je l'ai progressivement transmis à des personnes que j'ai rencontrées qui étaient en résonance avec cette phase de ma vie si éprouvante. Je souhaitais préserver mon intimité mais leur souffrance m'a touché à un tel point que je me suis ouvert et autorisé à le partager à un plus grand cercle. Ce besoin de transmettre et d'aider est plus grand que mes peurs, et j'ai compris ces dernières années que nos fragilités avaient une influence sur nous seulement si nous ne les assumons pas. Elles font de nous des pantins tant que nous ne nous acceptons pas comme nous sommes réellement, et que nous n'œuvrons pas pour construire une image sociale dépourvue de nos ombres conscientes et inconscientes.

Après avoir reçu de nombreux retours de lecteurs sur les bienfaits de ce livre, j'ai pris conscience que je ne possédais nul droit de garder cette expérience pour moi, que tout ce que la vie nous donne, nous devons le partager. C'est donc avec cette énergie que je publie ce livre aujourd'hui ; cette même énergie qui a œuvré pour qu'il arrive jusqu'à toi et en qui je fais confiance pour qu'elle puisse te toucher au plus profond de ton être afin d'y planter une graine. Je te souhaite que cette graine se développe, t'aide et te permette de vivre une vie plus harmonieuse, au-delà du dualisme mental et conditionnel.

Enfin, j'ai écrit ce livre comme un artiste qui réalise une œuvre. Si je devais le réécrire aujourd'hui, il perdrait en qualité parce que cette période de ma vie est déjà très lointaine et j'ai depuis poursuivi mon chemin.

Une œuvre ne peut être retouchée et l'artiste doit savoir quand s'arrêter pour ne pas gâcher son œuvre. Je décide donc de laisser ce livre tel quel, tel que je l'ai écrit lors de cette période troublante, avec les mots et les émotions du moment afin qu'il puisse résonner en toi comme il a pu résonner en moi à l'époque où j'ai couché ces mots sur mon carnet de bord.

REMERCIEMENTS

En premier lieu, c'est toi que je remercie d'accorder un peu de ton précieux temps pour lire ces mots qui, je l'espère, prendront sens et provoqueront des vibrations positives en toi. Merci pour ta compassion et ton ouverture d'esprit lors de cette lecture. Je ne puis guère espérer mieux que la création d'un lien sincère entre nous lorsque tu découvriras l'intimité de ce qui anime ma vie.

Merci également à ceux que j'ai missionnés pour scruter ces pages afin de les rendre agréables à lire.

Merci à mes parents pour la vie que vous m'avez donnée. À Kevin, mon frère, d'avoir grandi à mes côtés, et à ma famille pour l'éducation et l'amour que j'ai reçus. C'est de vous que je tiens cette passion pour la vie que je suis heureux de partager ici.

Merci Mélanie, mon épouse, pour ton soutien dans toutes les épreuves que j'ai traversées jusqu'à présent et pour les prochaines. T'avoir à mes côtés lors de mes plus grandes difficultés a été pour moi une aubaine. Tu m'as aidé à sortir de ma souffrance en limitant l'impact de l'ego, et à y voir plus clair en moi. Ta grande force intérieure m'a beaucoup inspiré et souvent servi de guide. C'est aussi grâce à toi que j'ai pu autant travailler sur moi en développement personnel, car tu as joué le jeu et nous avons pu traverser certaines des épreuves ensemble.

Merci à mes amis, Nicolas et David, mes confidents, qui m'ont toujours guidé vers l'instant présent et les émotions, pour me rappeler qui je suis quand j'en ai besoin.

Enfin merci à vous, qui êtes tellement nombreuses et nombreux à m'avoir enseigné une leçon. Merci pour votre empathie, votre aide, votre soutien, votre cœur. Je reçois tellement chaque jour de vous que je me sens redevable.

Aussi, j'espère partager à travers ce livre tout ce que vous m'avez apporté jusqu'à ce jour.

PRÉFACE

Le monde tel que nous l'avons connu n'existera plus pour nos enfants, de même que celui que nous connaissons est différent de celui de nos ancêtres. Il est de notre responsabilité de reconnaître la chance que nous avons eue de vivre avec une richesse inouïe qu'est la liberté.

C'est dans l'instant présent que nous trouvons la force, la paix, la liberté ; c'est grâce aux émotions que nous enregistrons nos meilleurs souvenirs, c'est par l'enseignement que le trésor de l'humanité se transmet de génération en génération, et c'est par l'écrit que l'on peut se rappeler notre vécu, nos sensations, la relation que nous avons avec la vie elle-même, la manière dont nous la laissons s'exprimer à travers nous.

Nous avons en chacun de nous un grand pouvoir, celui de créer un monde tel que nous le concevons dans le meilleur de nos rêves. Nous avons également une responsabilité envers nous-mêmes et notre descendance, celle de vivre pleinement notre vie en suivant notre intuition, en suivant notre cœur.

INTRODUCTION

C'est à l'aube de mon trentième anniversaire que j'ai vécu la période la plus sombre de toute ma vie. Je vivais symboliquement un écartèlement, et tout ce que j'avais construit jusqu'à ce moment-là se déchirait lentement. Malgré toutes les actions mises en œuvre, je me sentais impuissant et vivais un sentiment d'effondrement total. Le fait d'être spectateur des conséquences sombres de mes actes jusque là inconscients m'a marqué si profondément que cela m'a transformé à jamais.

La dualité, caractéristique maîtresse du signe astrologique des gémeaux, m'a permis de me construire à travers elle. On peut comparer cette caractéristique au paradoxe « vouloir tout et son contraire ». Les avantages sont nombreux sur ce chemin, débordant d'énergie, sociable, courageux et ambitieux, tant de qualités qui m'ont permis d'expérimenter de nombreux cercles et sphères culturelles diverses et variées.

Sportif, sapeur-pompier volontaire, maître-nageur, président d'une association, dirigeant entrepreneur, thérapeute énergétique sont quelques missions parallèles que j'ai menées pour expérimenter toujours plus de mondes différents. L'élément fondamental qui m'a permis de ne pas souffrir des conséquences de la dualité avant ma trentaine était mon taux d'humanité très élevé. Tout ce que je faisais était au service de l'humain, tant sur le plan sociétal que sur le plan du business. Les événements ont changé lorsque je me suis engouffré dans une de mes failles les plus profondes, dont je n'avais pas connaissance de l'existence. Tout comme l'épuisement généralisé vécu cinq années auparavant, je ne l'ai pas vu venir et n'ai donc pas agi en conséquence. Malgré mon jeune âge à ce moment-là, j'avais un vécu important, mais il me manquait un élément essentiel dans mes fondations : la sagesse.

Je définis aujourd'hui l'épuisement généralisé qui m'est arrivé très jeune comme un cadeau, et la raison est multiple. La paralysie temporaire de trois semaines, ainsi que les deux années de reconstruction, sont la clé de voûte de tout l'apprentissage des sagesses que j'ai acquises depuis.

Je détaille rapidement les trois principales causes du burn-out pour plus de compréhension sur le pourquoi à cet âge-là.

Le plus gros poids que je portais venait de l'engagement que j'avais pris, envers mes douze anciens collègues, de sauver leurs emplois. C'était une promesse lourde à porter pour moi. D'ailleurs, quelques années plus tard, lorsque j'ai fait un travail de guérison pour identifier les causes du burn-out, j'ai remarqué que le poids psychologique venait du jour où j'avais pris cet engagement, et non du jour où j'avais créé l'entreprise, comme je le croyais.

La seconde cause venait du manque de confiance en moi en profondeur, qui laissait pourtant transparaître le contraire à l'extérieur.

La troisième des raisons est qu'une fois mon objectif initial atteint, dix mois après la création de la société, je ne me suis pas arrêté et me suis laissé prendre au piège du travail. En quelques mots, du jour où j'ai créé l'entreprise au jour du malaise vagal révélant l'épuisement généralisé, il s'est passé dix-huit mois où je n'ai pris qu'un seul jour de repos pour un Noël en famille, et mes horaires étaient fixes, de 6 heures 30 à 22 heures 30. Je n'en dis pas plus ici, car je réserve un chapitre à cette expérience que je trouve très enrichissante pour le sujet de ce livre.

Ce qui me fait dire que cette rupture physique, mentale et émotionnelle est un de mes plus beaux cadeaux, c'est que pour guérir seul, j'ai dû m'ouvrir à la spiritualité. D'abord pour aller y chercher des outils ; ensuite pour panser les blessures de mon enfant intérieur que cette épreuve a révélées. Le présent que j'ai reçu est fondamentalement cette ouverture d'esprit que cette expérience m'a apporté.

Ce n'est qu'une fois en contact avec ma spiritualité intérieure que ma vie est passée à un autre niveau, fini de jouer ! Ce jour où j'ai accepté de suivre l'enseignement d'une femme médecin indigène, j'ai compris que je n'étais qu'un bébé sur le plan de la conscience humaine, celui du développement personnel, et que j'avais tout à faire.

La passion, c'est ce qui m'a animé dans tout ce que j'ai entrepris. C'est avec cette même énergie que je suis entré dans le monde du développement personnel. C'est selon moi le chemin le plus noble qu'un être puisse prendre, puisque nous nous retrouvons face à nous-mêmes, nos peurs, notre histoire et les conséquences de nos choix. Il est bien plus facile de dépasser les autres que de se dépasser soi-même. Chaque être humain est différent, chacun a un talent unique qui fait que selon les prédispositions et les règles du jeu, il y en a toujours qui sont plus avantagés que d'autres ; la victoire dans un jeu, dans une entreprise, dans un sport, n'a donc pas le même pouvoir qu'une victoire sur soi-même.

Après ces quelques années pleinement consacrées au business, qui m'ont permis de développer mes affaires, j'ai replacé mon leadership au service de l'humain dans l'entreprise, et ma vocation pour la spiritualité y est pour tout. Un ami retraité, qui dirigeait une entreprise internationale, disait bien souvent : « *Il est important de replacer la spiritualité au cœur des entreprises* », et je le rejoins tout à fait, et le fait qu'avant moi de grands Hommes et de grandes Femmes aient porté ce message me conforte dans la rédaction de ce livre.

Quelques années après ma régénération, à l'aube donc de ma trentaine, j'étais allé tellement loin dans la spiritualité que j'ai failli quitter le monde de l'entreprise. La dualité chez moi entre le monde du business et le monde spirituel était à son comble.

C'est à cette période-là de ma vie que j'ai commencé à écrire sur le thème « Business & Spiritualité », et je reprends la suite trois ans plus tard, après avoir dépassé les épreuves de la dualité auxquelles je peinais à faire face. Ces épreuves m'ont permis de prendre conscience à quel point l'aptitude au changement est importante pour rester alerte et en perpétuelle évolution. C'est à laisser perplexe, puisque l'être humain, bien souvent, n'aime guère le changement.

Le cadeau que j'ai envie de vous faire à travers ce livre, c'est d'abord de vous ouvrir les portes de ma conscience et de visiter avec moi les deux cycles de dualité que j'ai vécus en profondeur, afin que vous puissiez vous imprégner du contexte et vous approprier l'expérience et les enseignements que je vous propose ; ensuite, de vous livrer les pièges à éviter que j'ai identifiés à l'aide de différents outils de développement personnel, ainsi que l'expérience que j'ai acquise en accompagnant des patients à sortir de leurs difficultés. Afin que ce livre puisse vous guider dans vos épreuves, j'ai dédié le dernier chapitre au partage des différents outils qui me servent au quotidien.

Mon intention avec ce livre est d'aider à prendre du recul sur sa situation, d'identifier ses dualités intérieures et de découvrir comment les mettre au service d'une cause plus grande que soi afin de reprendre le contrôle de sa vie et créer un avenir harmonieux.

MA VOCATION POUR LE TRAVAIL

À l'âge de quatorze ans, alors que j'étais en BEP Électrotechnique au Lycée Professionnel de Jurançon, dans le Sud-Ouest de la France, il a fallu que j'effectue un stage en entreprise la première année pour découvrir le milieu professionnel. J'ai alors demandé aux artisans des villages aux alentours et je n'ai pas eu à attendre longtemps pour que Christian me réponde favorablement. C'est un artisan électricien local qui s'est installé à son compte après une longue expérience dans une entreprise de taille moyenne.

Lors de ce premier stage, j'ai dû aller chercher de l'énergie un peu partout ; c'est quelqu'un qui n'aime pas perdre du temps, il est tout le temps débordé, il a une très bonne réputation et beaucoup de gens sont prêts à attendre des mois sa venue afin que ce soit lui qui réalise les travaux. Il venait me récupérer à la maison aux alentours de sept heures quinze, me ramenait vers midi trente quand nous étions dans le coin, puis nous travaillions souvent jusqu'à dix-neuf ou vingt heures. À partir du troisième jour, j'ai commencé à faire la sieste après manger ; quelques jours plus tôt, je considérais encore que c'était pour les enfants et les personnes âgées, mais après m'être confronté au monde du travail de l'artisanat, j'ai lâché prise sur les préjugés et me suis mis à faire des micro-siestes.

Christian a un savoir-faire excellent, il maîtrise son sujet et est passionné par son métier, il m'a donc transmis sa vocation très naturellement, et sans que je m'en rende compte. J'ai effectué tous les autres stages avec lui, il m'a même proposé de travailler pendant les vacances scolaires, ce que j'ai évidemment accepté immédiatement. Je garde d'excellents souvenirs de cette période, même si elle était difficile de par tout ce qu'il fallait apprendre, son impatience ne me facilitait pas la tâche, mais je lui dois bien une fière chandelle.

Joindre l'utile à l'agréable est une des devises qui m'animent, et c'est dans ce cadre que j'ai effectué un exercice de dépassement de soi pour entrer en contact avec mes émotions. Et cet exercice, je l'ai fait avec Christian, mon tout premier Maître de stage.

L'exercice était le suivant :

1) prendre une grande inspiration en fermant les yeux ;

2) penser à la personne qui m'a le plus influencé dans ma vie ;

3) lui écrire une lettre, l'appeler et la lui lire !

C'est une expérience émotionnelle qui demandera sûrement beaucoup de courage à celui ou celle qui se prendra au jeu.

Je partage ici le courrier que je lui ai envoyé, puisque je n'ai pas réussi à le joindre par téléphone. Je me souviens très bien de ce moment, les émotions nous aident à enregistrer des événements dans notre mémoire, et ce jour-là, lorsque je répétais, j'en débordais.

Je venais de terminer ma journée à Paris, un travail que nous réalisions, avec quelques spécialistes volontaires, sur le bien-être du Dirigeant. Il était dix-sept heures et mon avion pour rentrer dans le sud-ouest de la France était à vingt heures cinquante, j'avais donc du temps devant moi et décidai de me poser dans un café parisien qui donnait sur un carrefour de circulation. La devanture était rouge, tout comme le fauteuil sur lequel j'étais assis. Je rédigeai cette lettre à la personne qui m'avait le plus influencé dans ma vie, et après quelques retouches, la voilà terminée. Alors que je la relisais, je me suis posé la question de savoir si j'allais réussir à la lire sans craquer. Je m'entraînai donc mentalement une première fois, et là, les émotions m'envahirent à la huitième ligne, celle où j'expliquais que « je suis en train d'écrire à la personne qui m'a le plus influencé dans ma vie », et que cette personne, c'était bien lui ! Cela représentait tant pour moi que je me laissai envahir sans pouvoir me contrôler. Je pris quelques respirations, essayai de me détacher légèrement du sujet et de mes émotions et repris. Pas la moindre amélioration, il n'y avait rien à faire, mon cœur s'emballait et je savais que si je lisais à voix haute, ma voix aller trembloter, alors je m'entraînai, encore et encore, à la lire mentalement. Puis vint le moment où cela alla mieux, et je m'entraînai alors à lire à voix basse, pour ne pas déranger mes voisins de table. C'est là que mes émotions s'intensifièrent : je n'arrivais pas à rester à ma place en lisant, je me demandais ce qu'il allait bien pouvoir ressentir, et à ce même moment, des larmes de joie vinrent couler sur mes joues. Quelques lectures plus tard, je me sentis prêt et attendis que les gens autour de moi quittent le café. Cinq ou six minutes passèrent, et les voilà partis. Je pris mon téléphone dans les mains, cherchai son nom dans le répertoire et, après une grande inspiration, j'appuyai sur la touche « appeler ». Aussitôt fait, je sentis mon cœur taper dans toute ma cage thoracique, et sous la panique, je raccrochai sur-le-champ. Je ne pense pas que la première tonalité avait eu le temps de sonner. *Que c'est dur*, me disais-je, *mais je dois y arriver !* Alors, je m'y remis, et ce coup-ci, pas question de flancher. Je rappelai alors et chaque tonalité était une nouvelle source d'appréhension pour moi. Puis vint la messagerie vocale. Je lui laissai un message lui disant que j'appelai simplement pour prendre des nouvelles et qu'il pouvait me rappeler quand il le souhaitait. Je n'ai pas reçu son appel dans les quelques jours qui ont suivi, et je la lui ai donc envoyée par courrier.

C'est donc ce courrier un peu spécial que j'ai posté, une lettre comme nous en recevons peu, je pense, dans notre vie. Je lui ai écrit en manuscrit, mais je la recopie ci-après :

« *Christian,*

J'ai participé, avec six amis, à la création d'une commission au niveau national destinée à améliorer le bien-être du Dirigeant.

Après deux ans de travail et de réflexion à Paris, ou encore à Lyon, nous avons lancé le programme en expérimentation fin 2016, et je me suis pris au jeu de le réaliser. Je travaille en ce moment sur le thème de l'Homme, ses racines et ses influences, et je me retrouve en ce moment même à écrire une lettre à la personne qui m'a le plus influencé dans ma vie. Eh oui, c'est bien toi ! Tu m'as accepté dans ton entreprise en stage de découverte métier lorsque j'avais 14 ans. J'étais à l'origine bosseur, mais n'avais jamais travaillé en entreprise. J'ai appris à te connaître et beaucoup observé ton attitude, ton comportement envers moi, les clients, les fournisseurs ou encore envers les confrères. À force d'observer et de baigner dans ton univers, grâce à ta sympathie, je prends conscience aujourd'hui que j'ai été à cette période-là totalement imprégné de tout cela. Que ce soit le respect, la ponctualité, la motivation, l'intuition, les techniques de réflexion, la phobie d'avoir un reproche qui te donnait cette réputation locale d'être le meilleur, le plus vaillant, efficace, débordé, mais quand tu es là, tu y es ! De nature à ne pas aimer perdre du temps, cela s'est aussi transmis dans ma formation : j'avais quelques secondes où il y avait de l'espace pour poser des questions après chaque explication ; après c'était trop tard.

Tu as été un excellent maître d'apprentissage ; je me rappelle une anecdote sur le raccordement du relais cumulus de chez Stéphane[1] *: j'ai posé une question et ta réponse a été de me mettre à l'épreuve et tu m'as dit : « Réfléchis, câble, mets en service et trouve la solution qui fonctionne, comme ça, tu ne l'oublieras pas ». Je n'en ai pas câblé depuis dix ans et je le ferai encore les yeux fermés.*

Tout ça pour comprendre que le résumé ci-avant est exactement une copie de mon attitude depuis ces quatre années passées à travailler par intermittence avec toi. Ce comportement, cette attitude que tu m'as transmise, m'a permis de réaliser de grandes choses et d'arriver à faire

---

1. Je cite ici uniquement le prénom du client afin de conserver son anonymat.

travailler beaucoup de gens ensemble. C'est grâce à ces valeurs profondes et sincères.

Je te remercie pour ce que tu es, vraiment merci ! J'ai appris de toi le plus important dans la vie, une ligne de conduite valable en toute circonstance.

Grégory. »

Ce n'est que quelques années plus tard que Christian, lors de sa soirée de départ à la retraite à laquelle il m'avait invité, m'a parlé de cette lettre qu'il avait reçue et du fait que ça l'avait fait pleurer et qu'il attendait que ses émotions se posent avant de pouvoir m'en parler de vive voix. Nous avons donc échangé sur cette lettre quelques moments et c'était un instant très fort, j'en ai encore des frissons aujourd'hui rien que d'y penser.

C'est un exercice que je suggère régulièrement quand l'occasion se présente autour de moi. Nous pouvons choisir une personne ou bien une expérience vécue. Un ami me précisait qu'il avait déjà fait cet exercice au cours de sa vie et ne voyait pas à qui écrire ; il a fait un burn-out il y a une dizaine d'années, avec une expérience de mort imminente pendant son coma, et je lui ai suggéré de s'adresser à son burn-out. Je ne sais pas s'il l'a fait aujourd'hui, mais il a relevé sur le moment que c'était une excellente idée. On peut également écrire à une personne décédée et l'envoyer tout de même à son ancienne adresse, ou bien la lui lire devant une photographie. Il est aussi possible que ce soit une personne avec qui nous sommes en froid depuis de longues années et que l'on n'ose pas la lui envoyer par peur de l'impact que cette lettre pourrait provoquer.

Nous pouvons faire la même chose, le principal étant de nous libérer et de nous mettre dans des énergies de gratitude ; si l'on impacte l'autre positivement, c'est mieux, mais ce n'est pas le but recherché. Il se peut également que la personne qui a le plus influencé votre vie soit issue d'une très mauvaise expérience qui vous a amené à la haïr depuis de longues années : raison de plus pour écrire cette lettre. Bien souvent, je remarque que beaucoup de personnes tirent leurs plus grandes forces des expériences les plus traumatisantes ou les plus difficiles qu'elles ont vécues. N'est-ce pas, sous une autre forme, de l'amour inconditionnel que nous ne sommes pas capables de percevoir avec notre niveau de conscience ?

LE GOÛT DU BUSINESS

Quand je regarde en arrière, avec du recul, la période de mes dix-huit à mes vingt-trois ans a été sans aucun doute une préparation totale à ce qui m'est arrivé par la suite dans les affaires. Une sacrée préparation physique et mentale pour me lancer sur le terrain où j'allais exercer.

Nous voilà en février 2011, soit un mois de passé depuis cette folle idée de créer une entreprise et d'embaucher mes douze anciens collègues à l'horizon d'un an avec à peine vingt-trois ans à mon actif. Après m'être renseigné sur internet et dans mon entourage, une de mes tantes, qui travaille dans la région paloise, m'envoie le lien d'une association, Réseau Entreprendre Adour, qui accompagne les créateurs et repreneurs d'entreprises dans le but de créer ou de préserver des emplois. La devise principale de cette association vient d'André Mulliez et est : « pour créer des emplois, créons des employeurs ».

Je prends donc rendez-vous et expose la situation. La première idée qui ressort est de faire une proposition de rachat de l'agence que je gérai au mandataire judiciaire. J'ai donc préparé un gros dossier et j'ai exposé tout cela au PDG de l'entreprise. Il était un peu déçu sur le coup que je ne l'intègre pas dans ce plan, mais c'était mon projet, mon engagement et je ne voulais impliquer personne d'autre que moi dans cette responsabilité. Il l'a bien entendu et m'a aidé à profiler le dossier, il m'a également avisé de quelques conseils qui m'ont bien servi par la suite. Avec le recul, je me rends compte que mon ancien patron était une personne de grande sagesse : il aurait pu me mettre des bâtons dans les roues, et au contraire, il m'a encouragé. C'est le reflet d'une grande force intérieure.

J'ai donc fait ma proposition au mandataire judiciaire, qui ne m'a pas pris au sérieux et a refusé de recevoir mon dossier. Il m'a répondu sèchement en précisant que l'entreprise était belle, que les mauvaises branches étaient coupées et qu'il y aurait bien un groupe qui voudrait racheter les trois agences restantes et rentables – comme bien souvent pour un simple euro symbolique. J'étais extrêmement déçu et en colère, mais je me suis servi de cette émotion pour refaire mon dossier aussitôt sous forme de création.

Les trois mois qui ont suivi ont été un peu difficiles, puisque je devais m'occuper de terminer les chantiers, faire des comptes rendus journaliers au liquidateur, débuter une formation de comptabilité et anticiper toutes les démarches bancaires et administratives pour créer l'entreprise. Arriva fin avril, le jour de la fermeture de l'entreprise. C'était tout de même un sentiment peu commun de vivre un tel événement, des années de travail qui se terminaient ainsi, sur une décision judiciaire. D'autant plus que j'étais le délégué du personnel chargé de faire le lien entre le mandataire et les salariés depuis un an, après le départ à la retraite de l'ancien délégué, ce qui avait renforcé le lien avec mes collègues, malgré mon statut de cadre.

Ce projet de création, c'était le mien, j'en étais bien conscient, mais ma motivation venait des anciens collègues qui faisaient partie de l'aventure. Ce sont des gens de bonne constitution, loyaux, sincères, et toujours là pour aider les autres. Je parle là au présent, car mis à part un collègue qui a suivi un autre chemin, tous les autres sont encore dans l'entreprise neuf années plus tard. Et ce sont des piliers : sans eux, ce serait différent, et je pense que j'aurais déjà changé de voie depuis longtemps. Ce qui m'a animé toutes ces années, c'est le lien et les engagements que j'ai pris.

Au démarrage de l'activité, je n'avais que quelques bricoles à faire, donc je passais mon temps à faire des devis et répondre à tous les appels d'offres possibles.

Connaissant bien le marché et les conditions tarifaires qui se pratiquent, j'ai répondu avec un prix suffisamment bas les six premiers mois pour obtenir beaucoup de travail et embaucher mes anciens collègues le plus vite possible. Je m'étais chargé d'une telle pression à ce moment-là que j'avais peur que mes anciens collègues restent trop longtemps au chômage et que leur confiance à mon égard diminue progressivement avec le temps. J'ai donc passé les deux premiers mois seul, mais le troisième mois, un chantier pour quatre personnes démarrait à l'université. J'ai donc recruté les quatre premiers d'un coup. Ce n'était qu'un chantier d'un mois, puisqu'il devait être terminé avant la rentrée. Je me rends compte maintenant que j'étais vraiment inconscient, mais je les ai embauchés quand même. J'ai compris par la suite, avec l'expérience, que quand on entreprend un projet pour le bien des gens, c'est comme si tout l'univers se mettait à notre service et tout se met toujours en place ; même quand tout semble perdu, si l'on garde espoir et que l'on continue à agir dans l'intérêt commun, une énergie interviendra probablement, d'une manière ou d'une autre et bien souvent de façon différente de celle que l'on attend.

Au cours du mois de juillet, alors que j'étais encore seul au bureau, je répondis à un appel d'offres privé pour la réfection d'un bâtiment. C'était un projet à deux cent cinquante mille euros hors taxes. Je pense que le client a dû sourire quand il a ouvert mon dossier de références et qu'il n'a rien vu. Persévérant, après quelques appels, j'arrive à obtenir un rendez-vous de négociation. J'ai raconté toute l'histoire de la société et elle a touché le cœur du client, puisqu'il a annulé les rendez-vous des autres entreprises et que je suis reparti avec un chèque de quatre-vingt mille euros. *« Tu dois bien avoir besoin de trésorerie ? »* me dit-il ! Je n'arrivais pas à le croire : mon prêt bancaire n'avait pas encore été débloqué que je m'apprêtais à aller déposer à la banque un chèque d'acompte du même montant. J'en profite pour transmettre toute ma gratitude à ce monsieur aujourd'hui retraité qui se reconnaîtra et qui, de par son action de cœur incroyable, a donné un élan de réussite absolue à notre entreprise.

En revenant vers Artix, siège de l'entreprise, je me suis arrêté en chemin et empressé de déposer ce chèque à la banque. Ma banquière s'en souvient encore, elle n'avait jamais vu ça dans notre petit village ! Je venais de créer la structure et allais déposer un chèque correspondant à un an de chiffre d'affaires pour une entreprise artisanale. Je me laissai envahir d'une énergie de gratitude et de confiance en moi pour l'accomplissement de mon projet.

La première année toujours, vu que la société était nouvelle, je peinais vraiment à acheter des véhicules, tous les prestataires voulaient au moins un bilan pour financer sous crédit-bail. Je n'ai pas relâché mes efforts et me suis tourné un jour vers une autre concession où j'ai rencontré Jean-Luc, le responsable des ventes des véhicules pour les professionnels. C'est un artiste à lui seul, on a dû lui mettre les ingrédients du sens des affaires dans le biberon. Il me demanda combien de voitures je voulais, je répondis quatre ce mois-ci, deux le mois prochain et trois de plus les trois ou quatre mois suivants. Il me demanda de raconter mon histoire et si j'avais le travail pour embaucher autant de salariés ; je répondis que non, pas encore, mais qu'il allait arriver, que j'œuvrais en ce sens. Mon attitude à cette période-là me fait penser à Paramahansa Yogananda[2] lorsqu'il raconte, dans son livre intitulé « Autobiographie d'un Yogi », son pari avec son frère où il lui assure que Dieu est toujours avec lui et qu'il prendra soin de lui quels que soient ses besoins. Et il raconte cette histoire où il part sans argent dans une ville lointaine et arrive à se faire payer les billets de train, les repas et la nuitée chez une famille qui l'accueille. Il réalise tout un périple financé par la divinité à travers d'autres personnes éveillées pour pour prouver à son frère qu'elle existe. Il avait une

---

2. Paramahansa Yogananda, né sous le nom de Mukunda Lal Ghosh, est un yogi qui a fait la promotion du kriya yoga en Occident. Il a notamment écrit le livre « Autobiographie d'un yogi », traduit en 45 langues, qui a été désigné en 1999 parmi les « 100 livres spirituels les plus importants du XXe siècle ».

assurance telle en sa divinité intérieure que rien ne l'inquiétait, et la vie se débrouillait toujours pour le guider sur son chemin. Eh bien, c'est ce que j'ai vécu à cette époque, puis peu à peu, mon esprit cartésien a repris le dessus, jusqu'au jour où il a atteint les limites de mon système, ce qui a provoqué chez moi un épuisement généralisé fulgurant.

Avant de passer à cette phase de ma vie très complexe, j'aimerais revenir sur des éléments-clés du développement incroyable de cette entreprise. Après cette rencontre avec Jean-Luc, il m'invita au rugby pour un match en Pro D2. Je déclinai aussitôt, car j'avais d'autres priorités. Il insista sévèrement en me donnant comme excuse qu'il allait me présenter de nombreux acteurs économiques locaux. Il avait bien compris que j'accordais mon précieux temps à tenir mon engagement et avait trouvé des arguments convaincants. J'ai donc accepté et suis ressorti de ce premier match avec un relâchement, car j'étais en dehors de mon entreprise avec, à la clé, plusieurs rendez-vous et la probabilité de démarrer un chantier imminent. Au final, j'avais passé un agréable après-midi à échanger avec des personnes de divers horizons tout en faisant mon travail. J'y ai donc pris goût et j'ai suivi tous les autres matchs jusqu'à la fin de la saison, et si je dois faire un compte, je pense avoir signé grâce à Jean-Luc près d'un tiers de mon chiffre d'affaires de cette première année. Voilà pourquoi tant de fidélité encore aujourd'hui vis-à-vis de mes partenaires. « Il ne faut jamais oublier d'où on vient », disait mon grand-père, et je tâche de l'appliquer du mieux que je le peux.

Au bout de dix mois, nous avons clôturé le premier exercice et nous étions quatorze : j'avais tenu ma promesse, tout le monde était réembauché. Je n'avais pas repris les apprentis et les plus jeunes de l'ancienne société, qui avaient plus de chances de retrouver du travail. Je ne m'étais pas payé cette première année et avait vécu sur mes petites réserves. Je commençais le travail le matin à six heures et je rentrais souvent juste avant vingt-trois heures. Vu ma plage horaire de travail, mes principaux repas étaient professionnels, et je n'avais pas besoin d'argent personnel puisque je n'avais que le loyer à payer. En un an et demi, j'ai dû manger à la maison une dizaine de fois seulement. Je ne vivais que pour le travail ; aujourd'hui encore, je me demande comment j'ai pu tenir aussi longtemps à ce rythme, c'est quelque part inhumain.

Le comptable, au vu des beaux résultats, m'a rappelé une valeur que mes parents et grands-parents m'ont transmise : « Tout travail mérite salaire ». Il m'a dit mot pour mot ce que j'ai entendu des centaines de fois dans mon enfance. Je me suis donc versé en une fois mon salaire annuel, qui était bien mérité. Je me suis versé le même salaire que j'avais dans l'ancienne société, ni plus ni moins : je n'avais guère besoin de plus. Je n'avais jamais eu autant d'argent sur mon compte bancaire. Ça m'a mis quelque part des étoiles dans les yeux, bien que ce ne soit pas vertueux comme attitude.

Dans mon quotidien, depuis la création, j'avais fait une affaire personnelle de toutes ces responsabilités, j'ai endossé toutes les charges possibles et imaginables. Je ne parlais jamais des problèmes aux salariés ni à mon entourage, parce que je croyais que c'était ça, l'humilité. Cela a parfois créé quelques tensions au niveau du sentiment d'appartenance. Je me souviens de quelques altercations au sujet de la répartition des résultats de l'entreprise. Pour moi, c'était clair : les dix premières années devaient être consacrées à consolider les fonds propres de l'entreprise pour qu'elle devienne solide et qu'elle dure dans le temps. Chaque année, le sujet revenait, et ce genre de comportement a commencé à m'agacer et m'éloigner d'eux dans le quotidien, et m'a poussé encore un peu plus à me renfermer. Je suis satisfait d'avoir tenu tête, car aujourd'hui, l'entreprise possède en fonds propres la totalité des rentabilités des années passées. Et malgré tout ça, la belle histoire aurait pu se terminer la 4e année par manque de trésorerie. Alors, je n'imagine pas si j'avais versé des primes à ce moment-là : hop ! tout le monde au chômage, et une histoire de plus qui aurait mal fini. Depuis, j'ai mis en place un plan d'intéressement équitable où l'ensemble des résultats sont partagés. Je fixe dorénavant les règles de partage du résultat avant chaque année afin que je ne sois pas perçu comme celui qui décide de faire la pluie et le mauvais temps. Ainsi, nous sommes tous embarqués pour générer la valeur qui sera partagée. Cela me permet de sortir du conditionnement de l'inconscient collectif qui entoure le patronat.

Ce renfermement faisait écho avec autre chose. Lorsque j'ai annoncé à ma famille que j'allai créer une entreprise et embaucher une douzaine de salariés, ils ont pris peur pour moi, et cela a fait résonner en eux les nombreux soucis financiers dont ils avaient été témoins et/ou victimes. On voit bien comment les situations mal vécues et non acceptées perdurent des décennies et à travers chaque génération. Surtout si elles ne sont pas partagées et qu'elles sont gardées en secret ou dissimulées par omissions. Cette réaction m'a sur le coup vexé, et ce jour-là, j'ai commencé à travailler d'arrache-pied pour prouver que j'y arriverais.

Cette nouvelle charge, à ce moment de repli sur moi-même, n'a fait qu'accentuer mes excès. Je travaillais toujours plus, toujours plus vite, pour avoir toujours plus, pour toujours plus de sécurité. Mais plus de quoi ? C'est une question que j'ai fuie à cette époque où mon mental était en déperdition, il était lui-même en rejet, et je ne me suis pas rendu compte de la situation. Mais comment arrête-t-on une machine lancée à pleine vitesse ? Il y a tellement de poids que l'inertie serait gigantesque ! J'attendais simplement le mur pour pouvoir m'arrêter, tout en fermant les yeux sans savoir quand le choc se produirait. Et pourtant, chaque matin, je me levais avec ce goût d'entreprendre, de réaliser de nouveaux chantiers, d'acheter de nouveaux utilitaires, d'embaucher de nouveaux collaborateurs, et je n'arrivais pas à m'arrêter, c'était devenu une drogue pour moi ! Tout aussi addictive que toutes celles que l'on connaît.

C'est cette période d'excès dans les affaires, couplée à mes blessures d'enfances auxquelles je n'ai pas su faire face, qui m'ont conduit à vivre un enfer…mement dans le business. Je n'étais pas encore en dualité à ce moment-là, parce que pour qu'elle existe, il faut se construire un opposé.

L'APPEL À L'AIDE DE MON CORPS

« Mon bien-aimé, celui à qui je dois tout, tout ce qui s'est passé dans ma vie depuis ta rencontre, ces prises de conscience incroyables dont je ne me doutais pas même de l'existence, la clairvoyance avec laquelle je perçois la réalité aujourd'hui, la grandeur de la vie elle-même, la fusion avec les lois physiques et les lois universelles, cet amour qui émane de moi à chaque instant pour moi et pour tout autour de moi, ces révélations qui m'ont fait comprendre une grande partie de mes expériences passées. Grâce à toi, j'ai compris que tout était juste, que l'on ne peut verser une énergie que vers quelqu'un qui a un réceptacle pour la recevoir, que l'on ne peut donner de l'amour qu'à celui qui s'autorise à le recevoir, qu'on ne peut faire de mal qu'à celui qui souhaite se faire du mal, qu'on ne peut trahir que celui qui a besoin d'une trahison pour avancer, qu'on ne peut aimer que ceux qui s'aiment aussi, qu'on ne peut aider que ceux qui acceptent notre aide, que l'on doit agir selon sa propre nature, peu importe la nature de l'autre. Très cher burn-

out, je te remercie infiniment pour tout ce que j'ai découvert par toi. Tu as nettoyé en moi toutes les croyances que je m'étais forgées avec le temps, tu as éliminé en moi l'orgueil et la fierté qui faussaient ma perception de la vie. Tu as fait beaucoup de place dans ma vie, et je te remercie pour tout ce que j'ai reçu à la place. »

Je ne savais pas comment aborder ce chapitre, et voilà que mes mains ont pris le contrôle et qu'elles se sont mises à écrire ce message qui me donne des vibrations dans tout le corps.

Après une semaine très chargée avec plus d'une vingtaine de rendez-vous professionnels, je me dirige en ce vendredi soir vers l'inauguration du nouveau bâtiment à Pau. Nous sommes le 7 septembre 2012, il fait plus de trente-trois degrés à l'ombre, je suis en costume pour l'occasion et la soirée se déroule sous un grand chapiteau où, dès mon arrivée, je recherchai les courants d'air.

Les discours n'en finissaient pas entre l'architecte, le président national de l'association concernée puis le président local, les acteurs économiques locaux et les représentants des services publics. Après plus d'une heure debout dans ces conditions, je commençais à me sentir mal et mettais cela sur le dos de la chaleur. Or, à peine terminé, je relâche la pression et une bouffée de chaleur extrême m'envahit aussitôt. J'attrape un verre de champagne du plateau qui passait devant moi, je gobe un amuse-bouche et, dans la précipitation, ne prends pas le temps de mâcher : je m'aperçois que c'est un toast de saumon mélangé avec un autre poisson dont la texture est gluante. C'est à ce moment-là qu'une absence de quelques micro-secondes se produit : mes jambes lâchent et se reprennent aussitôt. Je sors reprendre mes esprits à l'air libre, seul, puis je reviens à la soirée, et de nouveau, même malaise quelques minutes plus tard. Je prends donc la voiture et rentre à la maison assez bouleversé de ce qui venait de se produire. Je me sentais surtout dans un état très bizarre.

Je passe une nuit agitée où je partage mon temps entre le lit et les toilettes, et au réveil, je me sens comme quelqu'un qui a une gastro. Je prends des probiotiques et un cachet pour stopper les coliques et nous partons, avec ma compagne – nous n'étions pas encore mariés –, pour partager un déjeuner avec ses parents, non loin de chez nous, à l'occasion des fêtes de la fanfare. J'étais pâle, et même si je faisais le maximum pour cacher mon mal-être, il n'a pas fallu beaucoup de temps pour que mes proches me demandent avec insistance de rentrer. Nous n'avons pas tardé et je me suis reposé jusqu'au lendemain matin, en dormant par intermittence, toujours. Le dimanche après-midi, j'étais invité à un match de rugby, et je me force à ne pas me désinscrire au dernier moment. Je ne le sens pas du tout, mais je n'apprécie guère les personnes qui se désengagent au dernier moment, alors je ne me permets pas de le faire, surtout que j'étais invité par Jean-Luc et que ce genre d'attitude le dérange, car la place coûte plus de deux cents euros en VIP.

Cette situation m'arriverait aujourd'hui, j'annulerais aussitôt le programme de mon agenda pour prendre soin de moi, car la santé de mon corps est dorénavant prioritaire ; or, ce programme n'était pas dans mes habitudes à cette époque.

Je me rends au travail le lundi matin comme si rien ne s'était passé, et je me rends aux quatre rendez-vous successifs que j'avais pris pour réaliser des relevés de travaux. J'arrive aux alentours de midi au bureau et passe l'heure qui suit à faire les quatre devis des visites du matin. J'envoie le dernier devis par e-mail, je regarde l'heure... Là, un moment de panique m'envahit et provoque un flash, comme quand l'on risque un accident et que l'on voit sa vie défiler en une fraction de seconde. Il se passa la même chose avec des remords de ne pas avoir mangé samedi et dimanche, de ne pas avoir pris le petit-déjeuner ce matin-là. Il était treize heures et mon rendez-vous suivant était prévu trente minutes plus tard. Ceci provoqua un court-circuit dans mon cerveau et je fis un malaise. Je m'évanouis quelques secondes, la tête sur mon bureau, avant de reprendre connaissance.

Je ne comprenais pas, je ne voulais pas comprendre : que m'arrivait-il ? Je ne suis pas une « machine », mais que ce passait-il en moi ? Et ce malaise ? Se déroulent dans mon esprit à ce moment-là un tas de scénarios logiques, du genre « c'est parce que je n'ai pas mangé depuis samedi midi ! ». J'éprouvais une sensation bizarre de perte de contrôle de mes membres, je commençais à avoir des fourmillements dans les bras, ce qui me fit penser aux symptômes d'un infarctus. Je rappelle qu'à cet instant, je n'avais que vingt-cinq ans. À l'échangeur de l'autoroute, j'ai hésité quelques secondes entre continuer tout droit en direction de l'hôpital ou prendre à droite et rentrer me reposer à la maison. En tant que sapeur-pompier volontaire, je me disais que mon cas n'était pas grave et qu'il ne fallait pas déranger les services d'urgence pour si peu. Je suis donc rentré chez moi.

Une fois rentré, j'avertis Mélanie et mes parents, et je m'allonge en attendant quatorze heures pour aller voir mon médecin, que je n'avais pas consulté depuis quelques années. J'avais, à cette époque de ma vie, un nombre incalculable d'idées préconçues bien ancrées dans mon esprit, du type : « C'est bien connu, un dirigeant n'est jamais malade parce qu'il n'a pas le temps d'être malade, il faut travailler, s'il ne travaille pas, l'argent ne rentre pas tout seul (...) »

Le docteur me reçoit alors et me sermonne au lieu de me plaindre, il ne me donne aucun traitement et m'ordonne de débrancher le téléphone et de me mettre au lit une semaine. Pour lui, j'étais dans un état d'épuisement généralisé grave ; j'aurais eu dix ans de plus, il m'aurait fait hospitaliser, mais à vingt-cinq ans, on s'en remet vite, me dit-il. J'aurais bien voulu que ce soit vrai, mais ce n'était que le début d'un long, très long cauchemar.

Arrivé à la maison, je me mets au lit sur le dos et commence à cogiter, à essayer de comprendre ce qu'il m'arrive. Je sens des fourmillements envahir tout mon corps. Une nouvelle panique me fait perdre le contrôle de mon esprit et tout à coup, je suis là, conscient sur mon lit, mais j'étais incapable de bouger, mes bras, mes pieds, mon corps tout entier était paralysé, malgré toute ma volonté, je ne pouvais pas bouger d'un millimètre pour essayer d'attraper le portable et appeler les secours.

Cela me fait du bien d'écrire ce moment, car ça a été un gros traumatisme pour moi. Je suis resté seul, paralysé, plus de trois heures, jusqu'à ce que Mélanie rentre du travail. Que ce temps m'a paru interminable ! Il s'en est passé, des choses, dans ma tête encore bien ignorante de ce qui se passait dans tout mon être. En parlant de peurs, là, je pense que j'étais au summum sur une graduation du ressenti. En racontant tout ça à Mélanie, ma sensibilité revenait peu à peu et la peur s'estompait à mesure que je reprenais le contrôle. J'en ai profité pour aller aux toilettes et rappeler le docteur, qui m'annonce alors que ce n'est pas normal et me prend rendez-vous le lendemain matin avec un cardiologue et un neurologue. Me voilà un peu plus rassuré. La paralysie est revenue quelques minutes après que je me suis recouché, mais elle me faisait moins peur. Je ressentais vraiment mon corps, qui me disait : « Tu as fini ? Je reprends le relais, car tu ne m'écoutes pas, il me faut du repos ! »

Lors du rendez-vous avec les spécialistes, et après une heure d'examens et d'analyses, ils ont conclu que tout allait bien : ma tension était bonne, le cœur aussi, les nerfs aussi... bref, j'avais besoin de sport pour décompresser et de beaucoup de repos. J'ai avoué que depuis un an et demi, je n'avais pas fait une seule heure de sport alors qu'auparavant, j'en faisais six heures par semaine. J'ai vraiment pris conscience que j'avais tout sacrifié, y compris ma vie pour cette entreprise, pour cet engagement que j'avais pris ! Je vivais avec la peur inconsciente de ne pas y arriver. C'est dingue de voir comment une émotion peut nous pousser dans un ravin en nous indiquant la route par des panneaux bienveillants indiquant que c'est pour notre bien !

J'ai passé le reste de la matinée à me reposer puis, après avoir mangé quelques pâtes, j'ai enfilé un short et un tee-shirt pour aller faire un jogging. Mélanie avait posé sa journée pour rester avec son jeune amant en souffrance. Nous sommes allés au stade, de sorte que si je refaisais un malaise, on était proche des accès et du docteur. J'y voyais flou depuis la veille, je marchais en tanguant, mais avec un peu d'élan, j'arrivais à tenir une ligne comme une roue qu'on lance pour la faire rouler ; si on la lance fort, elle reste droite tant qu'elle a de l'inertie, mais à la fin de sa course, elle commence à perdre l'équilibre. J'ai réussi ce jour-là à faire deux tours de stade jusqu'à soudain tomber raide par terre devant Mélanie. Elle m'a levé les jambes et a attendu que je reprenne mes esprits pour me ramener à la maison. Une fois au lit, la paralysie s'est manifestée à nouveau. J'ai appelé ça des « paralysies temporaires », qui ont duré une bonne semaine, avec quelques signaux plus faibles les deux semaines suivantes. Je mettais cela sur le dos d'une intoxication alimentaire depuis l'inauguration. Malgré moi, je n'arrivais toujours pas à accepter cet épuisement.

J'avais déjà passé deux semaines et demie alité et j'avais perdu près de huit kilos ; je n'étais toujours pas revenu à l'entreprise et j'appréhendais le fait que les salariés me découvrent dans cet état. Je ne voulais pas qu'ils me voient de peur qu'ils perdent confiance et qu'ils s'inquiètent pour l'entreprise. Dans le business, les concurrents et les acteurs se servent bien souvent de la moindre faiblesse pour faire courir des rumeurs à votre sujet et celui de l'entreprise, c'est un monde bien cruel, surtout si l'on s'associe, comme je l'ai fait, à son entreprise.

Ma situation ne s'améliorait pas, mis à part les paralysies, qui avaient disparu. J'ai donc décidé de reprendre rendez-vous chez un médecin pour faire des analyses, puisque je restais persuadé que j'avais été victime d'une intoxication alimentaire. J'ai dû faire tous les examens possibles, mais en vain : ils voyaient bien que je perdais du poids et que je n'arrivais plus à manger, mais impossible d'établir un autre diagnostic que l'initial. À la fin de cette troisième semaine, nous étions inscrits, avec Mélanie, pour un voyage organisé par un des fournisseurs de l'entreprise sur l'île de Madère, au large du Portugal. Le docteur de SOS Médecin m'a interdit la veille de faire ce voyage et a établi une ordonnance indiquant l'impossibilité pour moi de quitter la France au vu de la gravité de mon état de santé. Une fois de plus, je n'ai pas pu accepter cela, et en sortant du rendez-vous, j'ai jeté ce papier à la poubelle et affirmé à Mélanie que nous participerions à ce voyage, qu'il allait me faire le plus grand bien, bien que j'appréhendais de prendre l'avion, car je ne l'avais jamais pris.

J'ai passé les trois premiers jours au lit de l'hôtel cinq étoiles sans pouvoir me confronter au monde extérieur. Puis, le soir du troisième, une rage m'a pris et j'ai dit à

Mélanie de nous inscrire à une visite de l'île en 4x4 le lendemain matin. J'avais peur, très peur même, mais j'y suis allé, et au fur et à mesure que la journée passait, l'humour du guide me détendait et j'allais de mieux en mieux. Arrivé en fin de journée, il s'est arrêté chez lui pour nous faire goûter une spécialité de l'île, la Poncha, un mélange d'eau-de-vie, de canne à sucre, de jus de citron et de miel. Je me suis lâché et j'ai bu quelques verres qui, finalement, m'ont fait du bien, car la fin du séjour s'est bien déroulée, malgré une faiblesse présente.

Le lendemain de notre retour de ce beau voyage qui, à ce moment-là, avait marqué pour moi un début de guérison de mes problèmes, j'ai pris la voiture pour aller au travail, avec la boule au ventre de savoir comment ces trois semaines et demi s'étaient déroulées sans moi. En approchant du lieu de travail, mes mains devenaient de plus en plus moites et ma vision se rétrécissait, et ça s'est encore accentué au moment de me garer sur le parking. Je me suis approché de l'accueil, ai commencé à monter les marches et là, je n'en étais pas encore à la moitié que mes jambes se sont dérobées et je suis tombé sur les genoux dans l'escalier sans pouvoir me retenir. Je pense que je suis devenu aussi blanc qu'un fantôme, et j'ai pris conscience à ce moment-clé que ce n'était pas une intoxication, mais bel et bien un épuisement, et même plus que ça : une overdose de mon travail. Mon corps n'était pas le seul malade, mon esprit l'était également…

et là, je me suis demandé : *Mais comment il se soigne, lui ?*

C'est comme ça que je perçois ce qui m'est arrivé, une overdose. Je suis rentré ce jour-là sans arriver jusqu'au bureau et j'ai passé la journée à la maison à réfléchir. Je n'allais pas me laisser abattre.

Le lendemain, je me suis rendu au bureau et y suis resté une heure, à la limite du malaise, puis je suis rentré. Le surlendemain, une heure le matin et une autre l'après-midi ; la semaine suivante, deux à trois heures par jour, avec autant de temps en siestes dans la voiture qui me permettaient d'assumer de nouveau quelques rendez-vous. J'avais l'impression que mon cerveau était grillé et que je ne savais plus gérer mon stress, à la moindre occasion, il m'apparaissait et me vidait de mon énergie en un éclair.

J'ai hérité d'une grande force intérieure et j'étais un acteur de ma vie, bien loin de l'esprit fataliste. Je voulais donc guérir par moi-même et ne pas prendre de traitements. J'ai été témoin du dépérissement progressif de gens que j'aimais à cause des traitements de la dépression, et j'ai fait à ce moment-là une affaire personnelle du refus des traitements passifs. Mon schéma de la dualité se mettait petit à petit en route, ce que j'ai appelé plus tard « la distorsion du système 2 ».

La semaine suivante, j'ai croisé un sophrologue dans une réunion d'affaire. J'ai pris rendez-vous avec lui dans la foulée et je suis allé le voir pour cinq séances individuelles afin d'apprendre l'art de la respiration. J'utilisais cette technique des dizaines de fois par jour, dès que mon mal-être revenait ; elle avait remplacé la sieste que je faisais dans la voiture. J'allais m'isoler cinq minutes dans les toilettes pour respirer, puis je repartais.

Un peu de lumière dans ma vie, ça me redonnait espoir. Je pratiquais la sophrologie et la méditation plusieurs fois par jour, à tel point que, par périodes, je méditais plus que je travaillais, je ressentais vraiment les effets positifs de mon esprit sur mon corps. Je pensais en positif, je pensais guérison et cela fonctionnait, mon état évoluait de semaine en semaine.

Au bout de six mois, j'arrivais à faire des semaines de quarante heures, au bout d'un an, je travaillais près de cinquante heures tout en restant équilibré. Mais il m'a fallu un an de plus pour retrouver l'ensemble de mes capacités psychiques et intellectuelles. Je n'arrivais plus à faire plusieurs choses à la fois, mon cerveau se mettait en sécurité immédiatement, sûrement une protection de l'esprit. Et un jour, elle a disparu toute seule sans que je m'en rende compte. Par ailleurs, j'ai passé un peu plus d'un an sans pouvoir aller au cinéma, je n'arrivais plus à suivre avec l'image devant et le son de tous les côtés, cela me donnait des vertiges.

Pendant cette période à la fois noire et riche pour moi, j'ai reconnu rapidement mes limites et ai embauché, au début du burn-out, une personne complémentaire pour assumer ce que je ne pouvais plus faire. J'ai appris à déléguer et cela a été une réussite, car pendant ces deux années de guérison, l'entreprise est passée de dix-sept à plus de trente salariés, la marge avait chuté, mais c'était lié au fait que je ne réalisais plus de production, je ne faisais que de la gestion et il fallait donc augmenter le volume pour financer ma charge salariale.

Pendant cette période de guérison, j'ai été amené à rencontrer un thérapeute très spécial. Je suis allé le voir environ quatre mois après avoir repris le travail. J'étais encore dans une phase où je me posais plein de questions, ma sensibilité était accrue de par la destruction de mes barrières psychiques et je ressentais énormément de choses, que ce soit dans les lieux, avec des personnes ou encore des animaux. Ça a commencé dans mon bureau : un beau matin où je me sentais plutôt bien, une personne a passé la porte et je me suis tout à coup mis à avoir une douleur au genou. Je le touchai et cela m'intriguait, en plus de la gêne que ça m'occasionnait. Au bout de quelques minutes, la personne en face de moi m'a demandé si moi aussi j'avais mal au genou ; j'ai répondu que oui, mais depuis dix minutes à peine. Il m'a dit que lui, ça traînait depuis un moment. Je n'ai pas cherché plus loin, puisque la douleur a disparu après le rendez-vous.

Quelques jours plus tard, c'est arrivé de nouveau, cette fois-ci avec un client qui avait la nuque bloquée. Au moment où je lui ai dit bonjour, je me suis mis à ressentir cette douleur également... Je ris en écrivant ça, car je devais faire une de ces têtes ! Je ne comprenais pas ce qu'il se passait, je regardais autour de moi et je ne sais pas ce que je cherchais, mais j'avais l'impression qu'on me faisait une mauvaise blague. Puis j'ai compris qu'en fait, je ressentais les douleurs des gens avec qui j'entrais en contact en cette période de post-burn-out. Comme si l'empathie s'était accrue momentanément. Des questions sans réponses tournaient en rond dans ma tête. Suis-je fou ? À qui je peux raconter ça ? Je dois avoir un problème !

Je me suis alors inscrit dans un programme « bien-être » dans une association de chefs d'entreprise où j'ai découvert différentes techniques de thérapeutes, tels que la Programmation Neuro Linguistique, la méthode ESPERE, le yoga, le yoga du rire, le feng-shui, le décodage biologique, etc. En discutant avec ces gens-là, je me suis rendu compte que je n'étais pas fou, que simplement je n'avais plus les mécanismes de protection que notre égo crée en grandissant pour nous protéger du monde extérieur. Cela aurait pu me faire peur, mais sans trop savoir pourquoi, cela a eu un effet contraire et a éveillé ma curiosité. J'ai posé des questions, surtout sur le « comment faire pour remettre la machine en route ». La réponse était commune à tous les spécialistes de la médecine de l'esprit que j'ai rencontrés : c'était dommage. Je répondais toujours la même chose : prenez ma place et entrez dans un centre commercial, et vous me direz si vous gardez cet avis ! Ressentir les douleurs physiques et émotionnelles d'une personne, c'est supportable, mais ressentir celles de centaines de personnes à la fois, il y a de quoi finir en hôpital psychiatrique. Et après vient la question : ressentir cela, c'est bien, mais ça me sert à quoi ? Pour en faire quoi ?

Après de multiples méditations sur ces questions pourtant simples, j'ai pris du recul sur la situation, et c'est là que j'ai pu percevoir des réponses : si tu ressens la souffrance chez une personne, c'est pour l'aider ; sinon, à quoi bon ? À question simple, réponse simple : c'est là où parfois je me rends compte que nous compliquons beaucoup les choses. Il y a bien des systèmes extrêmement complexes que l'Homme ne comprendra que dans quelques décennies, mais en ce qui concerne les questions de l'âme, je pense qu'il faut chercher les réponses dans la simplicité.

Une fois compris cela, j'ai vu la vie d'une autre façon, et j'ai pu faire le lien avec beaucoup d'expériences passées que je ne savais pas expliquer, puisque je compliquais trop la question. Rien ne sert de vouloir tout comprendre. Les yeux ne voient que ce dont l'esprit croit, et non l'inverse. Pour voir la vie dans sa globalité, il faut la ressentir avec le corps.

J'ai commencé à me passionner pour la science ésotérique et les sagesses anciennes. À mesure que j'ouvrais mon esprit, mes croyances limitantes se dissipaient peu à peu et laissaient place à la grandeur du grand esprit, de la vie, du monde minéral, végétal et animal. J'ai commencé à voir des signes partout et des synchronicités impressionnantes.

Après ces deux années de cheminement intérieur, je me sentais encore plus fort qu'avant ; je connaissais désormais mes limites et certains pouvoirs de mon esprit. Mon chemin a croisé à ce moment-là celui d'une guérisseuse, qui m'a interpellé en me disant :

« Ah, toi aussi, tu guéris ! »

Je lui ai répondu que je faisais ce que je pouvais, car j'étais pompier, et là, elle s'est mise à rire :

« Mais non, pas comme ça ! Tu as un don et tu peux guérir les brûlures, les douleurs et plein d'autres choses. Ce que tu ressens, tu peux le guérir. »

Elle m'a expliqué succinctement comment faire, puis m'a dit qu'il fallait essayer et que je me laisse guider.

J'ai aussitôt appelé mon oncle, qui souffrait atrocement de son dos et qui ne pouvait plus travailler depuis quelques semaines, pour lui demander s'il voulait être mon cobaye, sachant qu'il avait déjà fait appel à des guérisseurs ou des rebouteux. Le lendemain, j'étais chez lui pour me mettre à l'œuvre.

J'ai alors posé mes mains sur le bas de son dos et une chaleur intense s'est manifestée dans ma main. Il l'a ressentie aussitôt et le soin a duré une petite dizaine de minutes. Je me suis senti fatigué après ça. Il avait toujours mal, mais sentait une légère dissipation de la douleur et de la pointe qu'il avait.

Le lendemain matin, un dimanche, je me suis levé après une grasse matinée et j'avais plusieurs messages de mon oncle. Il me disait : « J'ai plus mal ! Regarde ! ». Il m'avait envoyé une photo où il portait par-dessus la tête un gros morceau de bois. Après que je lui ai répondu, il m'a précisé qu'il était à la chasse et qu'il courait sans problème. Je l'ai aussitôt mis en garde de ne pas abuser, car je ne sais pas comment ça fonctionne. Mon esprit cartésien était en dualité avec mon esprit rationnel : il s'est passé un quelque chose à travers moi ou bien c'est parce qu'il croit qu'il a guéri que sa douleur a disparu ?

Les mois qui ont suivi, j'ai expérimenté sur mon entourage, une bonne partie des collaborateurs qui souffraient de tendinite, de brûlure, de maux de dos, ou encore des gens qui avaient de l'eczéma, du psoriasis, du zona, de l'arthrose, des migraines, des entorses, des difficultés respiratoires ou encore des troubles du sommeil et bien d'autres problématiques. Ça ne marchait pas à tous les coups, mais il faut avoir l'humilité de l'accepter et surtout d'accepter que cela nous dépasse. L'humanité connaît une ascension incroyable en ce moment, et beaucoup de gens prennent conscience chaque jour de ces cadeaux que la vie nous met à disposition. Peu après avoir démarré les soins, j'avais des flashs en méditation très clairs, ils m'indiquaient comment capter l'énergie, comment me protéger, la générer, la diffuser. J'avais des images où je voyais mon corps énergétique se déplacer là où j'avais envie, je devais seulement penser à un endroit et j'y voyais mon corps. J'ai donc expérimenté en suivant les soins à distance, au téléphone et à partir de photos. J'avais même parfois l'impression que ça fonctionnait mieux à distance, car j'étais plus détaché. Et puis, c'est plus facile quand tu n'as pas la personne en face qui te pose des questions auxquelles toi-même tu ne sais pas répondre.

Cette activité de soins me prenait environ quatre heures par semaine, et j'exerçais tous les vendredis après-midi sous forme de prises de conscience et de soins énergétiques. Je fonctionnais sur le principe du modèle économique « *Pay-as-you-feel* », un principe d'échange où les patients me donnent ce qu'ils veulent. Je considère que c'est un acte sacré, et vu que je gagnais déjà ma vie avec les entreprises, nul besoin d'avoir plus d'argent, comme ça, tout le monde pouvait venir, quels que soient ses moyens.

Voilà pourquoi je remercie tant cet épuisement généralisé : il m'a fait ouvrir les yeux sur ce que représente l'immensité de la vie, bien que je n'en aie perçu qu'une infime partie. Je vis différemment, avec des priorités totalement différentes depuis, cela me permet de découvrir de plus près la richesse de notre monde et de rencontrer des gens incroyables chaque jour. Il y a, dans le regard de certaines personnes, une lueur quand elles se sont éveillées, cela me fait penser à une seconde vie, comme s'il y avait un avant et un après, une prise de conscience de sa spiritualité intérieure.

Si je partage cette expérience, bien qu'elle soit très personnelle et loin du monde de la troisième dimension, celle de la matière, c'est parce ce que je sais que sommeille en chacun des êtres une sensibilité exceptionnelle, et j'ai l'espoir qu'elle puisse apporter une prise de recul sur le comment aborder les différentes dimensions qui gravitent sur notre planète. Bien qu'il y ait des cultures et des dimensions très lointaines de ce que nous côtoyons au quotidien, je suggère de les observer uniquement et de ne pas les juger pour ne pas enclencher de cycle de dualité à l'intérieur de nous. J'ai croisé un nombre incalculable de personnes avec qui j'ai échangé sur des sujets de l'ordre du paranormal et qui me disaient : « Ça fait du bien d'en parler, j'avais l'impression d'être fou et que j'étais le seul, la seule, à voir ceci, à voir cela ».

Pour conclure ce chapitre, je partage ci-après quelques bonnes pratiques qui m'ont permis de traverser cette épreuve :

1. Éviter si possible les traitements qui inhibent notre capacité à nous autoguérir. Notre corps est doté d'une intelligence absolue ; le laisser faire, l'écouter et lui redonner sa place.

2. Massages.

3. Acupuncture.

4. Micronutrition.

5. Méditation, méditations guidées.

6. Réflexologie plantaire.

7. Sophrologie.

8. Yoga, yoga du rire.

9. Balnéothérapie.

10. Faire des activités qui nous reconnectent à notre corps.

11. Devenir le disciple de son corps, répondre à ses moindres besoins en mettant le mental au service de son bien-être.

12. Accepter d'être un humain, de ressentir ses émotions, sa souffrance, sa douleur, ses peurs, ses angoisses, ses blocages, sa colère, sa haine…

13. Se relever à chaque échec et se battre pour se réintégrer dans le monde ; c'est un combat permanent, mais il développe une force extraordinaire en chacun de nous.

14. La persévérance.

LA SPIRITUALITÉ

J'ai entamé mon chemin initiatique environ un an après mon épisode d'épuisement généralisé. Tout s'est passé étape par étape : d'abord, le choc ; ensuite, la prise de conscience que le problème venait de mon attitude, puis l'ouverture à d'autres outils pour pouvoir guérir mon esprit. La sophrologie, qui grâce à la respiration m'a reconnecté à mon corps pour peu à peu ressentir de nouvelles sensations et aiguiser de nouveaux sens qui ont stimulé ma curiosité. Après analyse, même si je n'ai choisi ce chemin consciemment qu'un an plus tard, je constate que ce sentier a commencé à se profiler bien avant. Je crois fondamentalement que la spiritualité est la naissance d'un pacte avec son âme. C'est ce fameux contrat qui nous lie à notre conscience.

C'est un peu flou dans mes souvenirs, mais avant de démarrer consciemment ce chemin d'ouverture, je me souviens avoir rencontré plusieurs thérapeutes et personnes que j'ai définies par la suite comme « connectées » – dans le sens « connecté à soi » –, et avoir reçu des mises en garde. Ce n'était pas un avertissement, mais plutôt des conseils avisés. Lorsque l'on devient conscient et que l'on accède à certaines vérités, on ne peut plus faire marche arrière, revenir à l'ignorance. J'ai pour habitude de faire les choses à 100 % et de ne pas interrompre ce dans quoi je me suis lancé sans m'être fait ma propre opinion sur les expériences. Je me suis donc impliqué, comme je l'ai fait dans les autres aspects de ma vie, dans mon développement spirituel.

Dans les premières années, j'avais l'impression que je n'avançais pas, qu'à un moment, je faisais un pas, puis que l'instant d'après, je reculais de deux ; je tournais en rond, je revenais régulièrement sur les mêmes problématiques, sur les mêmes leçons, et à chaque élan, je passais un temps fou à nettoyer des anciens schémas pour pouvoir avancer. La représentation la plus proche qui me vient de mes débuts dans ce chemin est celle d'une personne qui progresse dans une forêt amazonienne :

« *Et quand il arrive devant la forêt, il ne trouve aucun chemin, même si des personnes sont passées avant, les plantes repoussent tellement vite qu'il n'y a aucune trace de passage. Il prend quelque temps pour longer les bois à la recherche d'une entrée, mais en vain. Il décide alors à un moment de créer sa propre entrée.*

Il doit donc se frayer un chemin et, muni d'une serpe, il coupe, coupe et coupe encore et encore avant de pouvoir avancer d'un mètre. Et à chaque pas, il en va de même, il avance sans jamais pouvoir voir plus loin que le bout de son bras, ne sentant aucun danger arriver à l'avance, ne pouvant se repérer avec aucun moyen matériel, seul son bon sens peut le guider, la raison n'a aucun impact, tout ce qu'il a appris dans sa vie d'avant ne lui sert plus dans ce nouveau territoire, il doit donc tout oublier pour apprendre à se repérer et survivre dans cette jungle.

Au bout de quelques centaines de mètres de progression, il ne sait plus depuis quand il est parti et cela n'a plus d'importance, il commence à désespérer, à s'impatienter et à se demander s'il ne doit pas rentrer. Il se souvient alors ce qu'un sage lui avait dit avant de pénétrer dans cette forêt : "Quand tu entreras dans cette forêt, tu n'auras plus qu'une seule option et tu devras poursuivre jusqu'à atteindre ton but ; si tu abandonnes un jour, tu ne retrouveras point ton chemin et tu pourrais te perdre". Il continue, finit par lâcher prise en abandonnant tout espoir de réussir. Et se dit : quitte à être perdu, autant avancer, alors. Et un beau jour, alors qu'il avançait libre, libéré de toute pensée, il entend des bruits de tambours. Il s'empresse alors vers le son et arrive quelques heures plus tard dans un village. Ce village est gigantesque, il y a des milliers de gens, il est accueilli par quelques personnes qui ont remarqué la détresse du jeune homme en conquête de sens. Il s'empresse alors de poser plein de questions pour comprendre qui ils sont et ce qu'ils font tous là. Ils lui répondent qu'ils sont tous arrivés comme lui, les uns après les autres, que certains s'y plaisent et sont là depuis des décennies et d'autres reprennent des forces et décident un jour de poursuivre leur chemin.

— Et qu'y a-t-il plus loin ?

— Personne ne sait, car jamais personne n'est revenu une fois parti.

— Ah ! d'accord, mais s'ils ne sont pas revenus, pourquoi ?

Ils répondirent :

— Regarde autour de toi, n'est-ce pas magnifique ici ? Tous les gens s'aiment, se perfectionnent chaque jour, chacun se soucie de son voisin et évolue, puis, de temps en temps, il y en a qui repartent, parfois seuls, parfois en groupe.

— OK, puis-je rester ici quelque temps ? demanda le jeune homme.

— Bien sûr, tu es le bienvenu et tu peux aller consulter le grand sage quand tu le souhaites, il est au centre du village, dans le temple.

Le garçon profita quelque temps de ce confort d'avoir des repères, d'être reconnu dans un système et d'être avec plein de gens comme lui. Il se rendit compte un beau jour qu'en fait, ce monde était comme le précédent, les gens n'étaient pas si heureux que ça et ne respiraient pas le bonheur ni l'harmonie, et il décida alors d'aller voir le grand sage. Il se déchaussa, demanda l'autorisation d'entrer, puis s'approcha, la tête baissée en signe de respect. Il leva la tête et, à sa grande surprise, il n'y avait personne, seulement une pierre naturelle gigantesque en forme de cœur. Il ressortit aussitôt et demanda au premier venu où était le sage. La personne ne connaissait pas la réponse et lui déclara qu'il cherchait aussi. Il essaya auprès d'une deuxième, qui répondit de même, puis d'une troisième qui, comme lui, était en train de chercher ceux qui connaissaient la réponse. Mais alors, qu'est-ce que cela voulait dire ? Il retourna à l'intérieur et alla se recueillir en méditation. Il y resta des journées entières sans avoir de réponses, puis vint le jour où il eut une illumination et comprit que le vieux sage n'était pas à l'extérieur de lui, mais à l'intérieur, et sûrement dans son cœur : il fit alors la découverte de son Maître intérieur. Une grande et nouvelle énergie intégra alors son système et le remplit de tout ce dont il avait besoin, de tout ce qui lui avait manqué.

Une fois sorti du temple, il comprit que sa place n'était plus ici et qu'il devait poursuivre son chemin. Étant connecté à sa guidance intérieure, il ne risquait plus de se perdre et décida alors de quitter ce lieu pourtant confortable, du moins un peu plus responsable que l'ancien monde. Il se sentait appelé ailleurs.

Un des villageois lui demanda pourquoi il partait et essaya de le convaincre de rester. Il lui posa la question suivante : "Sais-tu où est le Sage ?", et alors qu'il s'apprêtait à répondre, il eut une révélation qu'en fait, personne ici ne savait où était le vieux Sage puisque tous ceux qui l'avaient trouvé avaient quitté cet endroit pour poursuivre leur quête intérieure. Il se rappela alors la joie intense ressentie lorsqu'il avait rencontré son Maître intérieur, et par respect pour les autres, décida de ne pas leur dévoiler pour leur laisser le trouver eux-mêmes et ressentir cette profonde satisfaction, cette béatitude, ce bonheur nouveau grâce à la création de ce pont entre son esprit et son cœur. C'est à ce moment-là qu'il quitta le village pour retrouver son chemin, ce chemin que seul son cœur connaît. »

Ce n'est que plus tard que j'ai compris le sens de ce qu'on m'avait précisé avant de démarrer cette aventure. En évoluant spirituellement, on apprend à se connecter à son ressenti, on se fie de plus en plus aux cinq sens et on développe son intuition, on perçoit la réalité qui nous entoure dans une plus grande envergure sans jamais pouvoir l'atteindre dans sa globalité. En élevant mes vibrations, j'ai découvert de nouveaux mondes, de nouvelles dimensions. Il m'est arrivé parfois, pendant quelques fragments de temps, d'atteindre des fréquences de vibrations telles que lorsque je parlais à des gens, j'entendais et je ressentais à la fois ce qu'ils me disaient et les émotions qu'ils éprouvaient.

La spiritualité m'a aidé en me faisant poser un tas de questions sur lesquelles je n'avais pas travaillé. Des questions qui m'ont permis de prendre conscience de tout ce qui m'entoure, de mes relations, de leur sincérité, de ce qui était important pour moi et ce qui l'était moins. C'est à ce moment que je me suis rendu compte que je n'accordais pas mon temps à ce qui était important pour moi, qu'au contraire, je le passais à de multiples activités dites « secondaires ». Les effets bénéfiques de ces prises de conscience se sont répercutés dans tous mes cercles de relations. Pour la dimension personnelle, ce qui comptait le plus pour moi, par ordre de priorité, c'était ma famille, mes amis dits « intimes », mon entreprise, mes amis dits « d'épreuves », le sport et, enfin, les réseaux professionnels. J'ai fait une différence entre deux classifications d'amis volontairement, je voulais identifier mes amis de longue date, qui font partie de ma famille de cœur, et ceux que je considère aussi comme des amis, mais avec qui nous avons des relations intenses durant des périodes parce que nos parcours de vies amènent une certaine résonance, et puis arrive un moment où nos chemins se séparent et où chacun poursuit sa route. Le lien est créé et reste intact, ce sont des amis que l'on peut recroiser vingt ans plus tard sans avoir l'impression que l'on s'est perdus de vue. J'ai des amis dits « d'épreuves » que j'ai eu la chance de côtoyer durant ma reconstruction de personnalité, et les échanges sont si profonds que nous restons connectés à jamais. Régulièrement, je pense à plusieurs d'entre eux, je surfe sur quelques souvenirs, puis je reviens au présent. Quand ça revient plusieurs fois, je prends le téléphone et j'appelle pour prendre des nouvelles, et bien souvent, l'autre me dit : « C'est étonnant que tu m'appelles, je pensais à toi depuis quelques jours et je me disais aussi qu'il fallait que je t'appelle ». C'est pour cela que ce sont tout de même des amis, un lien sincère est instauré. « L'autre » nous a permis de le voir sans masque, tel qu'il est réellement, avec ses douleurs et ses fragilités.

Je reviens à l'identification de ce qui comptait le plus pour moi par ordre de priorité. En réalisant ce travail, j'ai pris conscience qu'à ce moment-là, dans ma vie, j'accordais environ 60 % de mon temps à des cercles qui étaient beaucoup moins importants pour moi que ma famille, par exemple. Avec ce constat, j'ai décidé immédiatement de passer quatre soirées sur cinq à la maison, en famille ou entre amis, plutôt que dans des réseaux de représentations ; j'ai placé le sport dans mon agenda comme un rendez-vous figé, et également un créneau pour exprimer ma créativité. Au-delà des cercles de relations, j'ai identifié que ma santé physique et mentale était très importante pour moi au vu d'un épuisement récent, et je me suis donc affecté des créneaux dans mon agenda de rendez-vous avec moi-même, et ainsi de suite. Avant ce travail, je vivais sans être conscient que tout un tas de choses que je faisais dans ma vie n'était pas toujours en adéquation avec ce qui était important pour moi. Pire encore, j'étais persuadé de passer beaucoup plus de temps avec mes cercles prioritaires que je n'en passais en réalité. La spiritualité a vraiment été pour moi un nouveau souffle de vie, une nouvelle vie où j'étais le maître de ma destinée, de mes choix et de mes actes.

Les trois années qui ont suivi mon initiation, j'ai eu l'occasion de réaliser beaucoup de stages de développement personnel et spirituel. Pour certains, j'y ai participé seul, d'autres en couple, avec Mélanie, et c'est vraiment révélateur, enrichissant. Notre relation est beaucoup plus profonde et nous avons travaillé notre relation de couple pour qu'elle soit plus harmonieuse. Nous avons pu identifier les liens qui nous unissent, ainsi que les résonances énergétiques associées qui nous ont permis de réaliser un travail de plusieurs années sur la guérison de nos blessures d'enfance mutuelles, ainsi que sur l'ajustement de nos croyances, repères et modèles de conception de l'union.

La première conférence à laquelle j'ai assisté était une intervention du docteur Christian Beyer[3] sur le décodage biologique dentaire. Je me suis retrouvé là grâce à un ami prothésiste dentaire qui pratique le chamanisme et c'était très intéressant : j'ai retracé toute mon enfance grâce à mes caries. Ce que j'ai retenu, c'est qu'une carie, selon le docteur, est un signal d'échec d'adaptation verbale dans le monde. J'ai découvert également que du courant passait entre nos joues et nos dents et qu'il y avait des polarités en fonction des dents. Alors comme ça, ça ne veut pas dire grand-chose, mais si l'on souhaite creuser pour en découvrir un peu plus, il a écrit beaucoup d'articles et de livres à ce sujet. À cette occasion, j'avais décelé beaucoup de mes problèmes ; il m'a fallu du temps pour les admettre et les régler. Vu que j'aime la science, j'ai toujours recherché au maximum des conférenciers, auteurs, coachs et docteurs qui viennent de deux mondes, ceux de la science et de la spiritualité.

Pour m'aider dans ce chemin complexe, j'étais conscient qu'il me fallait un coach sur le plan du développement personnel. Et comme le dit un ancien proverbe bouddhiste : « Quand l'élève est prêt, le Maître apparaît ». Et quand je le fus, je fis la rencontre d'une

---

3. Le docteur Christian Beyer est un chirurgien-dentiste et a publié plusieurs ouvrages sur le décodage dentaire.

grande guérisseuse mexicaine renommée dans sa communauté. Elle venait pour la première fois enseigner en France pour partager la culture de sa communauté. Selon ce que j'ai retenu, les Grands Sages de sa communauté se sont réunis il y a maintenant quelques années après avoir perçu la détresse du monde. De plus en plus de pouvoir avec des personnalités de moins en moins conscientes, et quand on voit ce qu'il se passe dans le monde, il y a de quoi s'inquiéter. Les peuples deviennent de plus en plus conscients de leur pouvoir individuel, ce qui amène les détenteurs de pouvoir à l'exercer de plus en plus par la peur, et ceci afin de garder un semblant de contrôle. Ce groupe de sages a donc initié quelque chose qu'il n'avait jamais fait auparavant : transmettre ses connaissances à l'extérieur de la communauté, et cette guérisseuse qui est venue en France était celle qui avait été désignée pour l'Occident.

Arrive ce moment où j'ai découvert Miryam[4], une jeune femme de quarante-quatre ans à l'époque, qui débordait d'humilité et qui incarnait la simplicité. Lorsqu'elle nous parlait d'un thème, j'avais chaque fois une phrase qui résonnait dans ma tête : *ah ! oui, d'accord, c'est tout simple en fait !*

---

4. Miryam est guérisseuse traditionnelle dans une des communautés du Mexique.

Tout ce qu'elle expliquait était d'une évidence telle que chaque révélation résonnait au plus profond de mon être. Elle répétait souvent : « Mais pourquoi vous compliquez-vous autant la vie ? Libérez-vous de ce que vous ne voulez plus », etc. Lors de ces stages, j'ai appris beaucoup sur moi, j'ai même compris certains secrets de famille grâce aux méthodes de décodage de Miryam. C'est comme si, en quelque sorte, nous étions programmés par ce que nous vivons dans l'enfance, et quand on est bébé, on s'imprègne du ressenti de nos parents, ce qui programme en nous des comportements divers et variés suivant notre réaction à chacun d'eux. L'avantage avec Miryam, c'est que son attitude reflète l'image que l'on peut avoir d'un Maître accompli : bien qu'elle soit humaine, avec ses qualités et défauts, elle va droit au but, et même si elle en sait beaucoup sur vous à travers ses outils de lecture, elle ne dira rien si vous ne demandez pas ou si vous n'êtes pas prêt. Et lorsque vous demandez, elle vous guidera vers la réponse que vous cherchez uniquement si vous êtes capable de la comprendre. Il n'y a aucun jeu d'ego, aucun jeu de pouvoir, c'est admirable. Avec le temps, ce que je préfère, c'est la simplicité qui émane d'elle. C'est sûrement parce que ma résonance avec elle était forte, et que sur un plan du développement personnel, c'est la personne qu'il me fallait rencontrer et dont j'avais besoin pour mon chemin.

Dans beaucoup de stages initiatiques, nous travaillons bien souvent l'émotionnel et l'acceptation de soi à travers la confiance en soi et le pardon véritable. Au fil des stages, je ressens toujours un peu plus ma présence. J'aime de plus en plus le silence et tout ce qu'on y trouve.

Quand je m'ouvre à un travail spirituel, je ne le fais pas avec n'importe qui. D'abord, j'observe, j'écoute ce qui est dit, je regarde la cohérence avec ce qui est fait, j'observe les différents stagiaires qui travaillent avec cet enseignant(e), j'observe comment est leur vie, leur attitude, leur relation avec les autres. Ce qui est important, c'est qu'il ne faut pas avoir d'adoration ou d'admiration ; dans un chemin spirituel, on a simplement besoin d'avoir quelqu'un qui connaît le chemin et qui peut nous éclairer quand on ne sait plus où on en est. Parfois, on peut se faire aider pour dépasser certaines épreuves, mais ça ne doit pas aller plus loin. Je regarde toujours si l'attitude de l'enseignant(e) est responsable : *« un Maître est responsable de ce que ses élèves font avec son enseignement »*, c'est une loi universelle que je confirme. Donc, si l'attitude est responsable, si l'enseignement est protégé, alors, je peux m'ouvrir à un travail spirituel avec la personne. Il y a beaucoup trop d'enjeux dans ces sphères dimensionnelles, ce n'est pas au moment où l'on reprogramme son cerveau et ses énergies qu'il faut se poser ces questions et laisser rentrer un implant dans notre esprit qui n'est pas adapté à notre chemin d'évolution d'âme. Pour avoir expérimenté cela aussi, j'ai bien compris la leçon.

« *Tout nous amène toujours au bon endroit, qu'il nous plaise ou non* ». Il y a quelques années, je quittais mon bureau en voiture pour aller déjeuner quand j'ai croisé, sur un carrefour, Jérôme, un ami. On a ouvert les vitres et discuté quelques secondes. Il m'a dit à ce moment-là qu'il venait de recevoir un appel de monsieur le maire qui demandait de l'aide à un réseau de dirigeants pour trouver une personne volontaire qui saurait gérer les bénévoles du concours hippique complet des quatre étoiles à Pau. C'est le plus grand événement international de Pau accueillant près de quarante mille spectateurs et diffusé dans le monde entier. Sur le coup, j'ai dit « Avec plaisir », et j'ai validé aussitôt l'événement, qui se déroulait trois semaines plus tard, sur mon agenda. Avant de partir, je lui ai demandé combien il y avait de bénévoles, il m'a répondu :

— Le plus gros jour, c'est le samedi, et il y en a environ trois cent cinquante !

— Ah oui, quand même ! J'ai déjà managé une cinquantaine de personnes, mais là, ça fait beaucoup, non ?

Il m'a dit :

— Ça ira, oui, t'inquiète !

Puis il est parti comme il était arrivé. Je ne connaissais rien à ce milieu, je n'étais même jamais monté à cheval. Le jour du briefing, le commissaire m'a expliqué ce qu'il voulait pour le grand concours du samedi et donné le détail du nombre de bénévoles par poste. Jusque-là, tout allait bien, mais au moment de décrire les rôles, il a commencé à utiliser des termes que je ne connaissais pas. Il croyait que je blaguais, mais non... Ça l'a quelque peu affolé, mais quand il a vu que je n'étais pas inquiet, il a continué. Ça commençait progressivement, puisque le lundi, il n'y avait qu'une soixantaine de bénévoles, le mardi un peu plus, et ainsi de suite pour arriver à environ cent cinquante le vendredi, trois cent trente le samedi et un peu plus de deux cents le dimanche.

Ça a été de l'auto-organisation, mais le concours s'est déroulé sans faille et j'ai été remercié par le Président de l'événement et monsieur le maire de Pau lorsqu'ils m'ont fait venir à leur table le dimanche. En tout cas, ce fut une expérience très riche pour moi, j'ai remercié mille fois le président de l'événement et son équipe pour m'avoir fait confiance. J'ai beaucoup appris, même si j'ai dû passer près de cent dix heures sur le site pendant sept jours consécutifs.

De fil en aiguille, l'organisation de cet événement a parlé d'elle-même et une nouvelle association a fait appel à nous. Elle organise une fois par an un événement caritatif sur tout un week-end, réunissant des conférenciers du monde entier spécialisés dans le domaine du spirituel et des médecines alternatives. La plupart d'entre eux ont reçu un prix Nobel et ont écrit beaucoup d'ouvrages. Avec Jérôme, nous avons accepté, associés d'une grande joie vu le thème, et nous avons constitué une équipe d'une cinquantaine de bénévoles avec nos entourages pour nous aider dans l'organisation.

J'ai participé à cet événement deux années consécutives, et grâce à lui, j'ai pu côtoyer, covoiturer et échanger longuement avec des références dans des domaines qui me passionnent. Patrick Burensteinas, alchimiste reconnu qui fait un lien entre la science et l'alchimie, Don Ernesto Ortiz, un chaman internationalement reconnu comme intervenant exceptionnel dont les enseignements inspirent la quête spirituelle de milliers de personnes, qui anime depuis plus de vingt-cinq ans des séminaires dans le monde entier, et j'en passe. Mais cela a été un privilège pour moi de vivre cette expérience à ce moment précis de ma vie.

En synthèse, ce chemin initiatique est certes très difficile, il transforme ma vie, me guide vers l'inconnu, mais il me permet aussi d'accéder à des niveaux de conscience dont je ne soupçonnais pas l'existence auparavant. Il me fait vivre comme un aventurier qui part à la découverte de nouvelles terres. Le fait que plusieurs mondes vivent en parallèle, en même temps et dans les mêmes endroits sans qu'il y ait de pont visible entre eux, est tout à fait sublime. Il y a là un vrai art des lois universelles de notre univers. Et cette quête me permet de pouvoir voguer sur ces différents mondes et d'en admirer leur contenu.

Suivre un chemin initiatique est pour moi comme être dans un jeu de RPG[5], où je suis à la fois le réalisateur, le joueur et le spectateur.

---

5. Abréviation anglaise de « Role Playing Game ». C'est un jeu de rôle.

VOYAGE INITIATIQUE

J'ai eu la chance de réaliser plusieurs voyages initiatiques ayant chacun un objectif personnel différent. Celui du Pérou est le plus adapté au sujet du livre, puisqu'il m'a aidé à aller très loin dans la spiritualité. C'est en quelque sorte grâce à ce voyage que j'ai pris conscience que j'étais allé trop loin et qu'il y avait une profonde dualité qui s'était forgée en moi entre le business et la spiritualité. Les voyages initiatiques sont pour moi un espace hors du temps dans une autre dimension ; je les considère comme un jeu et le vis à fond.

J'ai pris cette décision de rechercher un voyage initiatique pendant le mois d'août, où tout était en train de disparaître dans ma vie, toute la destruction était à l'œuvre sans que je puisse changer quelque chose, j'étais un simple spectateur et chaque action pour empêcher cela était comme un coup de pied dans le vide.

Ça faisait déjà trop longtemps que je subissais les ténèbres, et j'avais épuisé toutes mes ressources connues, il me fallait donc explorer d'autres horizons et partir loin pour me ressourcer. Avant cette épreuve de dualité, je n'avais jamais vraiment perdu le contrôle de ma vie.

En raison de mon agenda, qui est engagé sur quasiment une année en raison des missions que j'ai dans les associations et à des engagements secondaires, formations et coachings, j'avais déjà bloqué deux semaines de vacances à partir de fin octobre. Je suis alors tombé sur un site spécialisé qui propose une centaine de voyages initiatiques par an et dans différents pays dans le monde. Je souhaitais aller au Bhoutan ou au Tibet, mais les dates ne collaient pas, et en passant en revue les programmes, je suis tombé sur un voyage au Pérou qui correspondait jour pour jour à mes disponibilités, une belle synchronicité. Un signe qui ne m'a pas fait réfléchir plus longtemps, et j'ai donc appelé pour réserver sans même regarder le programme. Je ne savais même pas à ce moment-là ce qu'était réellement un voyage initiatique, ça sonnait bien avec ce que je travaillais dans ma spiritualité, donc je ne me suis pas posé plus de questions que ça. J'imprime le programme de dix-neuf pages et le transmets par courriel à Mélanie, qui ne faisait pas partie de cette aventure, mais elle me voyait m'éteindre un peu plus chaque jour et savait mieux que moi à quel point j'avais besoin de me retrouver.

Elle m'a appelé quelques heures plus tard et m'a dit :

— Mais c'est incroyable, ce voyage, vous allez méditer tous les jours, rencontrer des guérisseurs et visiter de hauts lieux énergétiques avec un guide chaman connecté aux civilisations anciennes.

— Ouah ! me suis-je exclamé. Qu'y a-t-il de plus ?

Elle m'a fait un compte rendu du programme et j'ai pris quelques minutes pour le regarder en même temps. Durant les deux mois qui ont suivi, il n'y a pas eu un seul jour sans que je me projette au Pérou et me voie déjà faire le même périple que dans le livre de « La Prophétie des Andes »[6]. Je me visualisais découvrir ces révélations les unes après les autres, rencontrer des êtres détachés du monde matériel et vivant dans des dimensions qui me semblaient inaccessibles dans mon quotidien du business.

Le grand jour est arrivé et j'ai préparé ma valise comme si je partais au Pôle Nord : la majorité du voyage se déroulait à plus de quatre mille mètres d'altitude, alors il fallait prévoir des vêtements chauds. Lors de l'enregistrement du billet d'avion, j'ai reçu une offre promotionnelle de la compagnie pour me remercier de

---

6. Livre de James Redfield écrit en 1993 et vendu à plus de 20 millions d'exemplaires. Une référence selon moi sur l'éveil vers la spiritualité.

ma fidélité. L'offre était de voyager en première classe pour un prix dérisoire supplémentaire. *Ça commence bien,* me suis-je dit à cet instant, et j'ai validé immédiatement, avant que ça disparaisse. Un grand sentiment de gratitude envers la vie et mes guides[7] m'a traversé à ce moment précis.

Ayant grandi loin des religions, je n'avais jamais prié[8] et je ne savais pas pourquoi les gens priaient. Quand j'ai commencé à découvrir la force des prières sur soi, j'ai commencé à créer mes propres prières, car le principe de la spiritualité, c'est d'adapter ses croyances à soi. Je me souviens qu'au début, j'ai eu un sentiment de culpabilité, parce que depuis l'enfance, j'avais rejeté tout ce qui venait des religions, je ne savais pas ce que c'était et ne voulais pas savoir. Et quand je me suis mis à prier, je me suis excusé en prière pour mon ignorance et mon rejet

---

7. Êtres spirituels qui veillent sur nous et nous accompagnent dans d'autres plans non visibles et accessibles, pour moi, seulement par le ressenti.

8. Ce que j'appelle « une prière » est simplement une pensée positive. La plupart de mes prières sont uniquement mentales, il est rare que je parle à voix haute. Chacun doit se créer ses propres prières, il faut que ça résonne en vous. Un exemple de prière : *Cher univers, puisses-tu m'accompagner pour ce voyage et faire qu'il réponde à mes attentes et qu'il me guérisse de* « … ». Une prière doit être claire et concise.

passé. J'avais peur d'être jugé, mais j'ai compris très vite que dans les dimensions supérieures, les êtres sont dotés d'une sagesse telle que le jugement n'existe pas, et pour eux, nous sommes tous des enfants ignorants, de très jeunes enfants qui apprennent la vie. Et que font des adultes avec des enfants qui découvrent le monde ? Ils rient, ils les accompagnent, les guident, les protègent du danger, leur facilitent la vie et leur apprennent à être autonomes. Un enfant n'a pas peur du feu et sera attiré par lui tant qu'il n'aura pas compris que ça brûle ; nous aurons beau le lui dire, il attendra que nous ayons le dos tourné pour le toucher et là... miracle ! une fois brûlé, il ne s'en approchera plus. Voilà un exemple de comment nos guides peuvent nous aider sur un plan plus subtil. Ils sont comme des parents spirituels, on ne les voit pas toujours, mais ils sont là, toujours à nos côtés, ils nous entendent et nous répondent par des signes, des manifestations par la nature, un oiseau qui vient à notre fenêtre et qui repart aussitôt, une plume qui nous tombe dessus, etc. Il y a autant de manifestations possibles que de pluralité, dans ce monde. Mais il ne faut pas confondre avec l'action, c'est à nous qu'il appartient d'agir.

Avant d'aller plus loin, je livre ici le récit de mon voyage tel que je l'ai écrit dans l'avion du retour en France. Une aventure de l'ordre du fantastique pour découvrir ce que j'ai pu vivre à travers les voyages initiatiques que j'ai faits.

Une fois à l'aéroport de Paris, je retrouve le groupe et commence à faire connaissance : il y avait des Français, des Belges et des Suisses. Quasiment tout le monde parlait français et ça m'arrangeait, car les langues n'étaient pas mon fort à cette époque. Il y avait dans le groupe des personnalités très différentes et fort agréables, une comédienne avec son papa, médecin généraliste, une dame médecin dans un hôpital, un couple de thérapeutes énergétiques, des retraités et d'autres dans des métiers très divers et variés, bien intégrés dans la société. Je m'attendais à trouver beaucoup de thérapeutes et guérisseurs dans ce groupe, et à ma grande surprise, il n'y avait que des gens qui, comme moi, cherchaient des réponses, à comprendre ce qu'ils faisaient ici, sur cette terre, et à trouver des ressources supplémentaires pour se sentir mieux dans leur quotidien, le faire évoluer, changer, guérir.

Le voyage était encadré par trois personnes : Claudia, thérapeute psycho-spirituelle et enseignante de la sagesse amérindienne, qui avait vécu avec les Indiens Kogis de Tchendukua, en Colombie, son pays natal ; Iris, guide spirituelle en rituel chamanique, guérisseuse énergétique et spirituelle et thérapeute par la voix et la musique. Iris et Claudia sont deux femmes extraordinaires et toutes deux incarnent des énergies totalement différentes et complémentaires, c'était un bonheur sans fin. Mère divine incarnée sous deux aspects différents. Et puis une fois arrivé au Pérou, nous avons découvert notre guide local, un chaman au grand cœur, Paollo, un guide spirituel péruvien connecté aux civilisations incas et pré-incas. Il est animé d'un profond amour pour les Andes et était là pour nous faire découvrir les terres sacrées de ses ancêtres, et toute la sagesse qu'ils nous ont laissée.

Le premier site que nous avons visité était à Pisaq, non loin de Cuzco. Nous avons fait un rituel d'ouverture du cercle de travail énergétique afin de nous connecter aux cinq éléments et de demander aux « Apus »[9] d'ouvrir notre chemin initiatique. Ce lieu de pouvoir, Qenqo chico, était un centre cérémoniel en l'honneur du soleil, de la lune et des étoiles. De fines sculptures magnifiques de pumas nous entouraient, il y avait un tunnel que nous avons emprunté, nous servant de ce passage symbolique pour renoncer consciemment à nos souffrances et nous connecter à notre joie de naissance.

Dans un chemin initiatique, de ce que j'en ai compris à mon niveau, c'est que nous réalisons un parcours symbolique. Les lieux où nous allons nous connectent à nos souvenirs, à nos symboles, à nos croyances, et l'on se sert de ces lieux pour aller modifier consciemment notre

9. Les Apus sont les esprits des montagnes incas.

image de nous et guérir directement notre âme. Ceci nous permet parfois de nous libérer nous-mêmes de certains attachements, ou encore d'aller chercher au plus profond de nous une force incroyable que nous avions mise de côté. Voilà ce que c'est pour moi. Il y a peut-être plein de choses qui se passent dans les mondes invisibles, mais je ne les vois pas, je ressens qu'il se passe beaucoup de choses, mais je suis incapable de les décrire avec mes concepts, avec les limitations que j'ai construites dans mon esprit.

Je n'ai pas ressenti de changement spécial en moi en ce premier lieu puisque je suis déjà de nature optimiste, et mis à part le contexte professionnel qui était difficile et qui m'avait fait perdre confiance en moi, ma famille et mes amis allaient bien.

Le jour d'après, nous nous sommes rendus dans un village inca considéré comme un trésor archéologique et initiatique. Un chaman local nous a fait une belle cérémonie pour nous accueillir en ce lieu sacré. Ce que j'ai trouvé intéressant en ce lieu, c'est le mode de construction des maisons, les chemins qui n'étaient pas droits, mais suivaient tous des traits naturels des montagnes ; ils avaient l'habitude de s'adapter aux montagnes et aux différents lieux, au contraire de beaucoup de civilisations qui adaptent le terrain à leurs propres besoins et désirs. J'ai trouvé cela très important et tâcherai moi aussi d'agir avec respect pour la nature dans mes prochaines constructions. Ce village était surplombé d'une grande montagne dont je ne me souviens plus de l'orientation, mais elle protégeait le village du vent. Et symboliquement, ils enterraient les corps des défunts dans des caves creusées dans cette montagne, il y avait des milliers de trous bien alignés. J'ai trouvé cela très intéressant, nos défunts deviennent nos guides et nous protègent, et eux, ils ont mis leurs corps dans cette montagne qui les protège. Ça m'a donné le sourire.

Après cela, nous sommes allés dans un lieu dont j'ai oublié le nom, mais il y avait un parcours naturel au milieu des rochers qui faisait penser au cordon ombilical ; le creux, à la forme parfaite d'un vagin, de plus de deux mètres de haut à l'entrée de ce lieu en disait long sur les énergies que représentait cet endroit. Il y avait même de l'herbe au-dessus du vagin, représentant quelques poils pubiens pour les adeptes de la visualisation.

Dans cet endroit, j'ai fait une demande à l'univers de pouvoir me renforcer au niveau de mes bases. J'y ressentais une fragilité et symboliquement, la base de la colonne est associée au système de confiance en soi. Durant le parcours du cordon ombilical, j'ai ressenti beaucoup de frissons et de sensations étranges. Sans pouvoir expliquer ce qui s'était produit, je suis remonté dans l'autobus et nous sommes rentrés nous coucher. Le jour suivant, nous sommes allés à Moray, dans une vallée sacrée inca. Ce lieu honore la géométrie sacrée à travers le cercle et le principe féminin. C'était donc le moment pour une reconnexion à la Pachamama[10]. J'ai vécu cette expérience comme une renaissance. Dans cette méditation, je me suis laissé porter par le son du tambour et par les chants d'Iris. Mon esprit s'est envolé je ne sais où et beaucoup d'images sans signification pour moi sont apparues comme dans un rêve semi-éveillé, jusqu'au moment où j'ai ressenti une forte chaleur tout le long de ma colonne vertébrale.

Mon souhait de la veille serait-il déjà exaucé ? En tout cas, j'ai fait comme si et ai passé le reste de la journée dans un état de gratitude sans limites apparentes.

J'étais impatient d'arriver au Machu Picchu, « la Cité de Cristal » comme l'appelaient les Anciens. Ce site est un lieu dédié aux pratiques initiatiques, un peu comme un monastère Shaolin, en Chine, où les Maîtres apprennent à leurs disciples à maîtriser leur *chi* pour le diriger vers leurs adversaires. Le programme nous laissait deux jours sur cette merveille. Le premier jour en touriste lambda, avec un guide touristique pour connaître la version réservée au grand public, puis un second jour pour effectuer des pratiques énergétiques avec les énergies du lieu. J'ai eu l'impression que le temps

---

10. C'est le nom donné par les Incas à notre Terre-Mère.

passé sur cette montagne était infini, comme s'il y avait une bulle tout autour de ces montagnes où l'échelle du temps était différente. Pour revenir à l'histoire, c'est le seul village qui a été épargné des Conquistadores : ils ont tout détruit sur leur passage mais ils n'ont pas vu ce village, et les archéologues ont découvert que les initiés présents à cette époque avaient eu vent de l'approche des Conquistadores et décidé de quitter le village pour le protéger. Mais avant de partir, ils avaient calfeutré les entrées et les parties visibles depuis le pied de la montagne, détruit proprement les ponts et caché les chemins qu'ils avaient créés pour effacer toute trace de passage de l'Homme dans ces vallées à quelques centaines de mètres à vol d'oiseau de l'Amazonie. C'est tout de même incroyable, non ? Pour protéger et transmettre leurs connaissances à leurs héritiers, ils avaient fui leurs maisons et s'étaient éparpillés dans différents villages aux alentours où ils étaient bien conscients qu'ils allaient être exécutés, comme ça avait été le cas à chaque apparition des Conquistadores sur leur chemin de conquête.

D'ailleurs, en parlant de cette malheureuse conquête, j'ai eu un sentiment de culpabilité : *ai-je fait du mal autour de moi dans ma vie sans en avoir conscience ?* En tout cas, cette sensation m'a plongé dans une profonde humilité. La même humilité que peut ressentir un guerrier repenti après avoir été fait prisonnier et qui regrette la mort des milliers de gens qu'il a croisés au combat. Il passe là dans un couloir de femmes et d'enfants dans le regard desquels il voit les maris qu'il a tués au combat. Il regrette alors et s'incline pour demander pardon.

Peu importe la réalité : une fois de plus, ce qui compte, c'est que j'étais dans cet état d'humilité totale qui m'a permis d'être honnête face à moi-même durant ces deux semaines et de travailler correctement sur moi, sur ce qui m'empêchait d'avoir une totale confiance en moi. C'est vraiment tout ce qui compte. Et c'est selon moi l'avantage d'ajouter un concept à son référencement, à son mental, d'ajouter l'ouverture d'esprit du monde spirituel qui permet d'accéder à tant de guérisons sublimes pour chaque personne qui la vit.

À la fin du deuxième jour au Machu Picchu, nous avons fait une méditation d'une bonne heure à un endroit où les Incas pratiquaient des rituels. Lors de cette expérience, une douleur m'a pris au niveau de la colonne vertébrale sur toute sa hauteur, je n'arrivais plus à maintenir ma position de lotus et, toujours les yeux fermés, j'ai alterné ma position entre allongé, assis, sur le ventre, sur le dos. J'étais dans un état de transe, je pleurais de douleur sans pour autant me plaindre ni comprendre ce qu'il se passait. Puis a sonné la fin, et je suis revenu à moi et ai ouvert les yeux, la douleur avait disparu. Chacun partage ce qu'il a ressenti à son tour, mais arrivé au mien, je ne me sentais pas bien et j'ai passé mon tour. La douleur si forte m'avait mis dans un état proche du malaise.

En marchant pour revenir au bus, Iris se trouvait à côté de moi et elle attendait que je lui parle. Je lui ai alors expliqué la douleur qui m'avait envahi, et elle m'a simplement répondu : « Tu as demandé une guérison, tu ne crois pas que tu vas guérir du système osseux sans souffrir ! » Puis elle est allée discuter avec quelqu'un d'autre avec un sourire en coin. Incroyable, c'est comme si elle était dans ma tête, mais comment était-ce possible ? Un peu comme quand je ressentais les douleurs physiques des autres après le burn-out, elle avait capté mes pensées[11]. Au fur et à mesure que le voyage avançait, cela m'avait laissé perplexe et je l'ai beaucoup observée pour essayer de la comprendre. Une chose est claire : elle a un don qu'elle ne dévoile pas, cette humilité qui est sienne est tout à son honneur et il faut respecter ce choix. Je pars du principe que nous faisons tous des choix et nous n'avons pas le droit d'être jugé, nous allons tous au même endroit, un point central, mais le point de départ est différent pour chacun d'entre

11. Aujourd'hui, le monde de la science a progressé et a découvert que chaque pensée avait une fréquence propre et qu'on pouvait la capter et l'interpréter. Si des machines arrivent à le faire, l'esprit humain en est aussi capable.

nous, c'est pour cela que le monde est si riche, c'est pour cela qu'il faut admirer les choix de chacun, quels qu'ils soient. Nous sommes tous frères et sœurs en ce monde, nous sommes tous égaux, un PDG ou un président d'un pays n'a pas plus d'importance à mes yeux que celle d'une personne faisant l'aumône. Ce qui compte, c'est la qualité de présence que chacun possède en chaque instant.

Les jours qui ont suivi ont été tout aussi riches que les premiers. Nous sommes allés voir un temple érigé en l'honneur de la lune et lors d'une méditation, à notre grande surprise, un aigle s'est posé là, à seulement quelques mètres de nous. Quel honneur il nous a fait ! C'était magnifique, son envol juste au-dessus de nos têtes a laissé une trace dans nos mémoires. À Cuzco toujours, nous avons vu un temple de l'eau, c'était très beau. Les Incas l'avaient conçu avec une grande intelligence : l'eau s'écoulait de la montagne, arrosait les terrasses où ils faisaient pousser leurs cultures pour finir sa course dans des rigoles qui longeaient des habitations.

Il y a quand même un grand mystère pour lequel personne n'a encore réussi à valider une théorie : sur la plupart des sites, des analyses de roches ont été faites par des archéologues, et bien souvent, les pierres, pesant près d'une vingtaine de tonnes pour beaucoup, venaient de montagnes situées à des centaines de kilomètres. Mais comment ont-ils fait pour les transporter et les assembler à la perfection ? Même aujourd'hui, avec nos moyens, ce serait quasiment impossible. En plus, elles sont taillées à la perfection pour s'épouser entre elles et conçues pour glisser en cas de tremblement de terre. Ces assemblages ressemblent à des puzzles de pierres géantes. La précision d'emboîtement est impressionnante.

Nous avons aussi vécu des moments très forts où nous avons dû dépasser des peurs de vertige en marchant sur le dos d'un serpent rocailleux sur la crête d'une montagne. Il mesurait plus de cent mètres de long, avec un vide de chaque côté allant de deux à cinq ou six mètres. Nous avons progressé ensemble, main dans la main, en nous souciant des moins à l'aise pour arriver tous ensemble au niveau de la tête. Une belle action de soutien, de patience et d'écoute de son prochain.

Ce rituel où nous avons marché sur ce rocher a été fort, certains ont été presque paralysés par la peur de tomber, personne ne les a encouragés à avancer, mais nous leur avons facilité le chemin en les guidant sur un chemin plus bas. Il faut être humble face à ses peurs, nous ne sommes pas obligés de toutes les dépasser, nous pouvons vivre avec certaines et seulement devenir conscients de leur légitimité d'action. Le fait de les connaître nous permet bien souvent de vivre en harmonie avec nos peurs.

Nous avons terminé ce voyage par une très longue méditation après un passage dans un vestige pré-incas. Cette montagne faisait apparaître trois portes creusées à hauteur d'homme. Le parcours en ce lieu s'est fait comme suit : je me positionne à la première porte et je dirige mes mains devant moi pour recevoir tout ce que me donne l'univers ; je me dirige ensuite sur la porte du milieu pour prendre conscience de ce que j'ai reçu et je remercie ; puis, enfin, vers la troisième porte pour tendre les bras et redonner ce que j'ai reçu puisque les énergies doivent circuler.

Ainsi fonctionne le cycle de la vie : je reçois, je prends conscience, je remercie et je redonne pour pouvoir à nouveau recevoir, et ainsi de suite.

Telles sont mes découvertes lors de ce voyage initiatique.

Chaque voyage que j'ai pu faire l'était dans cet esprit d'explorer une nouvelle conscience, un nouveau lieu, une nouvelle culture desquels je me suis nourri pour enrichir mes croyances, mes énergies. Et ainsi, améliorer ma qualité de présence dans mon corps, dans ma vie.

RETOUR À RÉALITÉ MATÉRIELLE

Après un voyage intérieur, c'est plus ou moins difficile de retourner à la vie qu'on a laissée derrière, c'est d'ailleurs vrai pour n'importe quels voyages ou vacances. Particulièrement au retour du Pérou, j'ai éprouvé des difficultés à réintégrer ma vie et les épreuves que je devais affronter. Je n'avais pas envie de retrouver cette vie si dure et ce sentiment n'était pas normal. C'est là que j'ai pris conscience que quelque chose d'autre n'allait pas. Si j'avais pu, j'aurais sûrement abandonné ma vie matérielle pour m'évader dans une vie plus spirituelle. Mais comment se fait-il que la vie que j'ai façonnée durant toute la première partie de ma vie me fasse si peur ?

C'est là que tout s'est accéléré. Dans toute épreuve, le premier cap à franchir est l'acceptation ; or, ce n'est pas si facile que ça à dépasser !

Je n'étais plus dans l'unité, mais dans la dualité, et j'avais envie de choisir un monde plutôt qu'un autre. Plus en profondeur, c'est à cet instant qu'il s'est passé un déclic dans mon système de pensée et que c'est remonté à la surface. Au lieu de rester sur mon intention initiale d'explorer ma spiritualité pour me sentir mieux dans ma vie, me guérir et me rééquilibrer, je suis tombé dans l'ego spirituel.

Cinq ans auparavant, le burn-out m'a servi l'ego sur un plateau, déjà cuisiné, prêt à en faire ce que j'en souhaitais. Je n'avais pas compris au début que ce qui avait explosé en moi, c'était toute la conception de mon moi intérieur. Et que se passe-t-il lorsque notre ego n'est pas nourri, lorsqu'il est blessé ? Il fait comme tout être vivant doté d'un système de survie, il s'adapte, il évolue.

À cet instant précis, lorsque nous sommes en souffrance et que nous faisons un choix sur lequel nous mettons toute la responsabilité du bonheur, nous donnons à notre ego un nouveau pouvoir : celui de nous créer un nouveau voile d'illusion, bien plus sophistiqué que le premier récemment levé.

Cette étape, où j'étais en phase descendante, me malmenait par mon schéma d'autodestruction. Vu que j'avais choisi la spiritualité par facilité face au business, c'est tout comme si j'avais donné un ordre indirect à toutes mes énergies de détruire mon ancien monde, tout ce que j'avais construit, tout ce qui avait un rapport, de près ou de loin, avec le monde des affaires et des biens matériels. C'est là que je me suis séparé en deux parties, et donc mis dans un état de vulnérabilité.

Les maîtres mots des mois qui ont suivi cette étape sont « changements radicaux », « démesure », « excès », « orgueil » et « autodestruction ». J'ai vécu cette étape avec le sentiment désagréable de m'être coupé de ma part d'être humain. Au lieu de prendre des décisions en fonction de ce dont j'avais envie, j'ai fait le nettoyage dans ma vie de ce que je ne voulais plus. Je ne voulais plus être l'esclave de mon entreprise, je ne voulais plus être indispensable, je ne voulais plus passer trois à quatre soirées à l'extérieur de la maison dans des repas de représentation dans les réseaux, je ne voulais plus être dépendant de l'argent, je ne voulais plus être dépendant du système, je ne voulais plus attiser la jalousie avec les biens matériels, etc. ! Ça en fait des choses que je ne voulais plus ! J'ai cadré mes pensées sur ce que je ne voulais plus et non sur ce que je souhaitais réellement. Un des pièges de la dualité. Il est important de faire du ménage de temps en temps, mais ça ne doit pas être une ligne de conduite des mois durant comme je l'ai fait.

En parallèle de cette descente, une autre partie de moi voulait la réussite, les projets, tout remettre en cause, être différent, tout changer. Cette facette n'avait que faire du reste et je m'en suis rendu compte grâce à des signaux d'alerte de mon système de valeur : l'humain n'était plus le centre de mes préoccupations.

Durant cette période, imaginez l'état de mon ego spirituel, lui qui s'est donné tant de mal à créer un nouveau monde d'illusion, bâti sur l'expérience du premier, venant de se faire démasquer par son hôte ! Il se sent menacé et entre dans un état de panique en mode de survie.

C'est là que le combat a commencé, me retrouvant seul, isolé et sans savoir à quelle partie de moi je pouvais faire confiance. J'étais entouré de ce voile d'illusion et je suis parti du constat que tout ce que je percevais était faux. Une lutte effroyable contre moi-même a commencé. Comme le combat final du Jugement dernier, le combat ultime d'un guerrier.

Bien souvent, nous nous accrochons à ce que nous avons, parce que ça nous procure une sensation de contrôle, d'être là, quelque part, en souffrance, mais un besoin d'exister à tout prix. Tout ça grâce à ce que nous possédons, ou que l'on croit posséder. Et inverser ma vision de la situation m'a permis de voir autrement.

Représentation symbolique

Pour représenter au mieux symboliquement, je vais utiliser une image mentale. En situation de panique, nous sommes régis par nos peurs. Imaginons que nous sommes au bord d'un précipice : on ne voit pas le fond parce que nous sommes dans le noir et tenus en tension par une corde reliée à deux arbres. Ces arbres tiennent parce que la force est répartie équitablement sur les deux, si jamais l'un d'entre eux parvient à casser, l'autre cassera également sous le choc et nous tomberions avec eux. Au bout de cette corde, il y a donc ces deux arbres avec une multitude de fruits.

Les fruits de l'arbre de gauche, ce sont nos croyances, nos valeurs, des objets matériels que nous possédons, notre maison, notre emploi, notre famille, notre animal de compagnie, nos passions, nos désirs, nos rêves d'enfants et d'aujourd'hui, nos responsabilités, nos promesses à tenir, nos engagements personnels, etc.

Et les fruits de l'arbre de droite sont tout ce que nous ne voulons pas, ce qu'on n'a pas accepté, ce que nous avons mal vécu, la part d'ombre de chaque action que nous n'avons pas voulu voir, que nous n'avons pas voulu prendre. Il existe un lien en face de chaque fruit de l'autre arbre : ce sont toutes les peurs et contreparties associées à nos attachements. La peur d'être nos croyances, la peur d'être nos valeurs, de perdre notre maison, notre emploi, nos possessions, les gens que nous aimons, tout ce qui nous relie à ce que nous croyons être ou avoir.

Nous sommes pris au piège et savons que nous ne pouvons lâcher ni nos désirs, ni nos possessions, ni nos peurs ! Tout est lié et entremêlé. On devient donc esclave de la situation et nous subissons sans cesse cette pression et cette douleur que cela procure, avec une peur supplémentaire qui est de lâcher et de tomber dans le vide. Nous sommes prisonniers fervents de la prison que nous avons construite.

Ceci est une photographie symbolique de ce que j'ai perçu de ma situation à cette phase-là de ma vie. Mais que faire ?

Imaginons qu'il y ait un Moi chaque jour de mon histoire : j'ai bientôt trente-trois ans, soit 12 045 jours vécus sur Terre, sans compter les neuf mois de grossesse.

Visualisons à nouveau que je suis un arbre et je visionne l'évolution de mon arbre avec ces 12 045 différentes versions de Moi qui représentent qui j'étais au fur et à mesure de mon évolution. Ces différentes versions de Moi du passé sont mes racines. Les plus vieilles sont les plus profondes et les plus solides, elles font partie de moi, je ne peux m'en séparer. La seule chose possible est de les accepter et de changer ma perception de celles-ci. Il y a ce que mes parents m'ont transmis, mes systèmes de protection du monde extérieur, mes différentes attitudes et aptitudes forgées au fil des expériences, mes valeurs, et ainsi de suite jusqu'à arriver au tronc, qui est ce que je suis aujourd'hui, et je pousse toujours plus haut vers le ciel. Autour du tronc, il y a des lianes, des parasites : ce sont ces racines que je n'accepte pas et que je ne veux pas mélanger aux autres ; au lieu de faire corps avec l'arbre, elles poussent autour de moi et se nourrissent de ma présence, se servent de mon rejet contre moi, s'alimentent de ce que je ne veux pas ou de ce que je n'identifie pas être Moi. Et plus je rejette des morceaux de mon histoire, plus je donne de la force à ce qui m'entoure, m'étrangle, à ce qui se nourrit de ma vitalité et qui se sert de moi.

Par exemple, quelqu'un qui travaille dur des années durant pour avoir une maison. Un jour, cette personne l'obtient et y tient, car elle a dépensé beaucoup d'énergie et fait beaucoup de sacrifices pour l'avoir. Elle commence à cet instant à s'identifier à ce qu'elle a obtenu. Mais ceci n'est qu'un fruit, il n'est pas ce qu'elle est ; or, à l'automne, les feuilles tombent pour laisser place à de nouvelles feuilles et de nouveaux fruits, de nouveaux désirs. Mais elle, elle ne veut pas lâcher ces désirs, ces objets, puisque cela fait partie d'elle. Elle laisse donc cette liane épouser son tronc et elle devient elle-même une partie du tronc au fil du temps. Cette énergie se matérialise à la construction de son soi. C'est pour cela qu'il est si difficile de se détacher de biens matériels lorsque l'on est dans cette conception du « moi intérieur », et c'est de ces forces-là que notre ego se nourrit et forme son voile d'illusion.

Mais que se passe-t-il si nous coupons ces parasites ? Que se passe-t-il si nous n'alimentons plus nos peurs ? Pour nous, rien ! En revanche, notre ego, lui, est en mode panique. Il faut donc être conscient qu'une part de nous ne sera pas d'accord avec nos choix et que la dualité intérieure s'accentuera.

Restons rassurés, le tronc, notre essence même, reste là, bien présent, nous faisons juste du nettoyage et coupons nos lianes, acceptons nos racines, notre histoire, pour encore plus nous enraciner dans la terre et augmenter notre capital d'énergie dans notre tronc.

Notre conscience est là où nous posons notre attention. Si nous sommes dans le passé, nous sommes sous terre avec nos racines et nous ne créons rien de nouveau. Si nous sommes dans les préoccupations et les peurs, il est fort probable que nous nous retrouvions dans un futur qui n'arrivera sûrement jamais, étant donné que ce sont des projections mentales. Et si nous sommes dans l'instant présent, nous sommes centrés sur le tronc, nous ressentons nos branches, nous sommes épanouis, nous prolongeons notre conscience vers nos branches et si nous sommes généreux, nous produisons des fruits. Ces fruits que nous produisons ne sont pas pour nous, puisque nous nous nourrissons par nos racines. On les crée pour les oiseaux, pour ceux qui souhaitent les prendre, pour ceux qui en ont besoin, nous sommes au service de la vie au sens le plus large. Nous pouvons en profiter mais sans nous y attacher.

Nous pouvons agrandir notre conscience en ressentant la totalité de notre être, de nos branches, de nos fleurs, de notre tronc, de nos racines et observer ces magnifiques oiseaux qui viennent chanter de joie sur nos branches ; ils y restent parce qu'ils y trouvent leur compte et ainsi, ils nous tiennent compagnie en croisant quelques instants notre chemin. Nous rendons le leur joyeux et ils nous le rendent. Pendant ce temps-là, la sève coule dans notre arbre et nous ne manquons de rien.

Si je résume, je ne suis pas ce que je crée, je ne suis pas les fruits de mon arbre ; les fruits sont le résultat de ce que j'ai absorbé à travers mes racines, ils sont résultat de la pluie qui est tombée dans la saison, de l'ensoleillement que j'ai reçu, de la qualité de la terre dans laquelle j'ai choisi de m'installer. Et sur ces phénomènes extérieurs, personne n'est sur un pied d'égalité et je n'ai aucune prise dessus. Peu importe si je choisis comme arbre le chêne, le hêtre, le cactus, le saule pleureur, le sapin, le phœnix, le palmier, un arbre tropical, etc. Ce qui compte, c'est réfléchir au terrain que je choisis pour entreprendre ma vie, un palmier ne peut pousser partout dans le monde. Ce qui compte, c'est de définir qui je suis, quelle est ma nature et choisir le terrain qui me correspond.

Grâce à l'inspiration d'un ami, je me pose souvent à observer la nature, car l'écosystème de la nature semble parfait. Qui s'est déjà posé la question de comment poussait un arbre ? Ou d'où vient cette matière ? Par exemple : quand on plante une graine dans un pot de terre de cent kilos, cette graine s'ouvre et se nourrit des bactéries présentes dans l'eau et la terre. Puis, elle sort de terre et les premières pousses captent la lumière. Grâce à la photosynthèse, les plantes synthétisent des molécules en utilisant l'énergie du soleil, la lumière. Cette alchimie crée de la matière : lorsque l'arbre mesurera dix mètres de haut, si on l'enlève de son pot d'origine, il y restera toujours cent kilos de terre. Mais d'où vient donc cette matière nouvellement créée ?

C'est de l'alchimie, et je suis convaincu que nous, êtres humains, nous avons tous le même pouvoir. Plantons nos racines, laissons circuler à travers elles notre nourriture et fusionnons-la avec la lumière de l'amour que nous captons à chaque instant à travers nos cellules et tout ce qui nous entoure. Cela fait de nous l'alchimiste de notre vie et devenons des magiciens.

Plus concrètement

J'ai profité de cette période sombre et turbulente pour remettre à plat tout mon système de croyance et de fonctionnement. Quitte à subir cette situation, autant en faire quelque chose. Dans mon apprentissage initiatique, une des étapes consistait à apprendre à danser sous la pluie. Je suis venu au monde avec beaucoup d'amour, et aussi par la souffrance, car lorsque ma mère me portait dans son ventre, elle a beaucoup souffert du canal carpien à partir du 6e mois, des deux mains simultanément. Ce qui signifie qu'elle a passé les trois derniers mois de sa grossesse à devoir supporter la douleur et vivre un supplice de ne pouvoir rien faire avec ses mains. Elle ne pouvait pas prendre d'antidouleurs ni se faire opérer en raison des prescriptions médicales. Un fœtus est connecté à sa mère par le cordon ombilical et il est nourri par lui, il fait donc « un » avec la mère. Tout ce que vit la maman au niveau émotionnel, le bébé le ressent et s'en imprègne automatiquement. C'est grâce à cette explication que j'ai pu comprendre d'où je viens et pourquoi j'ai passé les trente premières années de ma vie à fuir toute situation de souffrance. Et sans ce travail sur moi que j'ai enclenché à vingt-cinq ans, j'aurais pu passer à côté de l'équilibre et l'harmonie sans jamais pouvoir les atteindre. C'est pourquoi cette épreuve a été la plus difficile que j'ai vécu jusqu'à présent. Mon ego s'est forgé pour me protéger de ma plus grande peur : la souffrance. J'ai donc développé un maximum de potentiel pour pouvoir toujours l'éviter. Or, dans cette phase de dualité, j'avais fui une souffrance pour en rejoindre une autre, moins forte, certes, mais bien présente. Ce concept d'apprendre à danser sous la pluie est donc venu au bon moment.

La tempête que je subissais s'exerçait sur ma situation professionnelle et matérielle. Je me levais chaque matin avec la boule au ventre et l'appréhension de ce que j'allais encore découvrir ce nouveau jour. Comme si les foudres s'abattaient sur moi et que chaque jour, un nouveau pilier de mes fondations matérielles s'effondrait. J'ai passé près d'un an à vivre dans la peur, dans l'anticipation permanente de ce qui allait tomber, puis vient le jour où cet exercice se présente à moi ! Comment apprendre à apprécier ce moment où tout dans sa vie s'écroule ?

C'est là que j'ai commencé à lâcher prise sur ce que je voulais et qui n'arrivait pas et que je me suis mis à accompagner le changement, même si celui-ci n'était pas du tout en adéquation avec mes attentes. *Si ça doit se finir en ayant tout perdu, alors autant accélérer les choses et aider les tumultes qui s'abattent sur moi*, me suis-je dit dans un moment de lucidité.

À ce moment-là, j'avais de graves difficultés financières avec une des deux sociétés que je dirigeais. J'avais hérité pleinement d'une start-up, dans laquelle j'avais initialement investi 50 % du capital, à la suite d'un conflit avec l'ancien dirigeant. Nous nous étions associés pour développer un concept de construction de maisons à partir de conteneurs maritimes recyclés. Très vite, le concept s'est emballé et nous nous sommes retrouvés avec une dynamique commerciale incroyable. Ce projet faisait rêver beaucoup de ménages, nous nous sommes laissés séduire par cet engouement et avons pris une direction alors que nous n'étions pas prêts. Un an et demi plus tard, la réalité nous a rattrapés et la rentabilité n'était pas au rendez-vous. Nous sommes entrés en état de crise financière. N'étant pas d'accord sur la gestion de la crise, et par panique, j'ai préféré prendre les rênes, puisque l'ensemble des cautions solidaires de l'entreprise étaient sur une seule tête, la mienne. Cela signifie que si l'entreprise fermait, j'aurais été redevable à titre personnel de grosses sommes d'argent que je ne possédais pas, ce qui aurait conduit à la saisie de notre résidence principale et de nos biens personnels. Mélanie aurait subi des conséquences matérielles graves résultant de mes propres erreurs, et ce constat, je ne l'acceptais pas. Sauf qu'il était trop tard pour les choix, c'était l'heure des conséquences.

J'ai donc commencé par affronter mes problèmes, à aller voir les créanciers que j'évitais depuis quelque temps (évitement de la souffrance), expliquer que j'avais perdu le contrôle et que j'avais besoin de temps, que j'étais toujours là et que, quoi qu'il se passe, j'honorerais les dettes de l'entreprise qui étaient devenues les miennes, mais qu'il ne fallait pas trop m'en demander, car à ce moment-là, j'étais ruiné sur le plan des capitaux propres. J'avais toujours mon salaire que la première entreprise assumait, mais ça payait juste les charges personnelles ; il n'y avait pas de surplus pour du loisir, d'autant moins que depuis un an, j'avais perdu ma joie de vivre et tout goût des bonnes choses. J'étais prisonnier de mon enfermement professionnel.

Je suis resté focalisé sur la jeune start-up endettée et, quelques mois plus tard, la situation n'avait que très peu avancé. Depuis le déclic, je faisais face à tout ce qui m'arrivait et je commençais à me renforcer, il s'était passé une transformation en moi. Devant les problèmes toujours présents, la dette ne s'écoulait pas et faisait du « yoyo »[12] entre les différents créanciers. Je devais donc assumer mon rôle de président et faire des choix beaucoup plus importants ; si je ne faisais rien, je ne tiendrais pas ma promesse de régler les dettes de l'entreprise. J'ai donc foncé tête baissée pour rencontrer le tribunal judiciaire et demander de l'aide pour ma situation. Si je n'avais pas pris les devants, c'est eux qui seraient venus à moi quelques mois plus tard. Là, je venais de faire quelque chose dont je n'aurais pas eu la force et le courage sans cette épreuve d'apprendre à danser sous la pluie. Une semaine plus tard, me voilà convoqué à l'audience pour expliquer ma situation. J'ai présenté les faits, les chiffres et les perspectives. J'ai exposé mon intention qui était que l'entreprise devait rembourser toutes ses créances, que j'étais jeune et que j'avais du temps devant moi. Pour donner quelques

12. Les dettes faisaient des va-et-vient entre les différents créanciers.

ratios, le poids de la dette représentait 2,5 fois le montant du chiffre d'affaires, ce qui est gigantesque et qui n'a pas vraiment rassuré les juges du tribunal. Ils ont passé quelques minutes à m'expliquer les conséquences, les risques, et pour finir, m'ont précisé que ce que je souhaitais était vraisemblablement impossible. J'ai tenu tête et je me souviens avoir prononcé ces mots en retour : « Je ne sais pas encore comment, mais vous savez, je viens de la campagne, j'ai construit une entreprise où plus de quarante salariés me font confiance aujourd'hui, j'ai tout de même un peu d'expérience et même si je me suis complètement trompé sur le modèle économique de cette start-up, laissez-moi une chance et je trouverai le moyen de la redresser ! ». Et c'est comme ça qu'ils m'ont laissé ma chance. Le mandataire judiciaire qui a été nommé pour suivre la période d'observation m'a clairement précisé qu'ils m'avaient donné une chance parce que j'avais démontré ma capacité de gérance par mon expérience, et ils n'avaient donc pas remis en cause ma légitimité.

Me voilà parti pour une période de six mois d'observation. Pour relever ce défi, avec l'hypothèse de réaliser un chiffre d'affaires constant l'année en cours, je devais supprimer 70 % des charges fixes pour les muer en valeur ajoutée permettant de rembourser la dette. Petite précision : la dette était constituée à 80 % d'emprunts en majorité non échus, 10 % de créanciers privés, dont un tiers à ma seconde entreprise, et les 10 % restants étaient des charges sociales et fiscales.

Le lendemain de cette audience, j'ai réuni les neuf salariés restants dans cette entreprise et ai expliqué la situation avec une transparence globale. Une fois le contexte posé, on a échangé sur plusieurs hypothèses de redressement, mais rien de suffisant pour gagner la confiance des juges. Cette réunion s'est terminée avec le constat qu'il fallait fermer l'atelier de production et que pour honorer nos dettes, je ne pouvais conserver qu'un seul emploi sur les neuf. Nous avons donc travaillé ensemble sur une stratégie, et chaque salarié était libre de partir quand il le souhaitait. J'ai proposé mon aide pour ceux qui le désiraient et certains ont trouvé du travail entre-temps et ont démissionné ; d'autres ont souhaité un licenciement pour s'ouvrir à des formations de reconversion ou une rupture conventionnelle. La seule chose que j'ai demandée aux collaborateurs, c'était de m'aider à honorer les contrats en cours et terminer les fabrications commencées. Le deal était conclu et nous voilà partis pour la transition de modèle économique de l'entreprise. Je le fais court, mais ce changement s'est produit en quelques semaines. À ce moment-là de l'histoire, personne ne croyait qu'un redressement serait possible, je dois même avouer que certains m'en ont fait parfois douter.

C'est à partir de ce choix qu'il s'est passé quelque chose d'intéressant. C'est comme si toutes les énergies de la vie s'étaient mises à notre service, même si personne n'y croyait, la quête était héroïque et les collaborateurs et partenaires se sont prêtés au jeu et m'ont laissé une chance. Je passe rapidement sur trois des créanciers parmi la quarantaine qui eux, en revanche, ont essayé de me démolir ; rien de très constructif, mais ils ont eu leur rôle dans tout ça et m'ont permis de continuer à aller chercher plus de force au fond de moi, et non à l'extérieur. Je me souviens d'une conversation avec l'un d'eux qui m'a dit, d'un ton sec et déterminé :

— Mais pourquoi tu m'appelles ? Tu veux ma reconnaissance ?

— Non, ai-je précisé, je le fais pour moi, pour pouvoir me regarder dans le miroir et être en accord avec mes valeurs ; au vu de ton attitude, si je le faisais pour toi, j'abandonnerais sur-le-champ !

Le jour même de cet appel, j'ai pris conscience que si je me loupais, j'allais le payer cher de mon âme. Cette conversation m'avait tout de même touché et perturbé une bonne partie de la journée. Je n'en avais pas parlé avant de l'avoir écrit aujourd'hui. Une fois les émotions retombées, un peu plus tard dans la journée, je cherchais une solution pour fabriquer les modules tout en maîtrisant leur coût de revient. Je suis passé à cet instant en voiture non loin de l'école de commerce et ai aussitôt appelé un de mes contacts sur place. Je lui ai expliqué la situation et l'audience du tribunal l'avant-veille et demandé s'il pouvait détacher un groupe d'étudiants de dernière année pour travailler sur mon projet de redressement d'entreprise. Ça tombait bien, puisqu'ils avaient des examens sur des cas concrets d'entreprises, et il m'a obtenu dans les jours suivants une audience dans un des amphithéâtres avec tous les étudiants de dernière année. Une fois le challenge exposé, un groupe de cinq étudiants volontaires s'est constitué et nous voilà partis pour fixer un rendez-vous dans l'entreprise. L'objectif que j'avais fixé était qu'ils découvrent notre métier et qu'ils référencent tous les fabricants européens pouvant répondre à mes attentes. J'ai rédigé le cahier des charges avec eux en précisant les critères de sélection, qui étaient simples. Dans les travaux d'intelligence collective, j'ai toujours laissé la porte la plus ouverte possible pour laisser place à la magie et ainsi faire émerger des idées auxquelles je n'aurais jamais pensé seul. Les critères pour la sélection des fabricants indiqués étaient ceux-ci :

- fabricant européen d'au moins une centaine de millions d'euros de chiffre d'affaires ;
- valeurs affichées et en adéquation avec les miennes ;
- raison d'être en phase avec la transition énergétique ;

– ouvert à des partenariats industriels et commerciaux.

Les voilà partis avec toutes les cartes en mains pour travailler. Après plusieurs allées et venues, ce groupe d'étudiants – qui a travaillé comme si c'était son entreprise – m'a fourni un rapport d'une centaine de pages avec le référencement de toutes les entreprises par ordre de préférence selon mes critères. Je n'avais plus qu'à les remercier et contacter les trois premiers. Et après quelques échanges et tests de produits, il s'est avéré que le premier était le bon, et c'est aujourd'hui encore un de mes plus beaux partenariats jamais réalisés.

Et me voilà reparti pour l'aventure avec un nouveau modèle économique, en laissant bien loin derrière moi l'état de panique dans lequel j'étais avant d'affronter mes problèmes.

Ce qui m'a sauvé dans cette phase, c'est qu'au-delà de travailler sur mes problèmes, c'est comme si je les avais absorbés, j'étais devenu chaque problématique, elles faisaient toutes partie de moi. La dualité avait presque disparu, parce que je ne fuyais plus ma part d'ombre. Les problèmes étaient encore très loin d'être dissipés, mais j'avais de nouveau retrouvé ma flamme intérieure, ma joie de vivre ; c'est là que j'ai compris que j'aimais désormais danser sous la pluie.

Finalement, avec le recul, il est tellement plus facile de tout remettre en question quand les conditions sont réunies ! Depuis, à chaque période compliquée dans l'entreprise, je m'en suis servi pour faire d'elle une entité toujours plus soudée, toujours plus unie. J'ai mis en place des actions qui n'auraient jamais été acceptées en période de beau temps, par exemple réduire le nombre de véhicules utilitaires et privilégier les équipes, recadrer les dépassements, mettre en place des groupes de résolution de problèmes, impliquer les collaborateurs et les clients dans les problématiques, etc. Quand nous sommes en difficulté, il faut s'en sortir, quand un bateau coule, il faut agir sur deux fronts à la fois, une partie qui écope et l'autre qui colmate les fuites. Si j'ai bien retenu une leçon avec cette partie de mon histoire, c'est que c'est ensemble que l'on doit s'en sortir, donc il ne faut surtout pas faire une affaire personnelle des problèmes rencontrés.

« *Quand il y a un orage, il est plus simple de laisser imploser le tonnerre et de le guider vers ce que nous ne souhaitons plus dans votre vie. Et lorsque ce que nous avons ciblé s'attirera la foudre sans pouvoir la voir venir, laissons notre force intérieure agir pour nous, mettons nos ego de côté et ne jugeons pas nos actions ; ce qui doit être, sera, avec ou sans notre aide, aujourd'hui ou dans dix ans. Alors, autant gagner du temps, et servons-nous de la tempête pour souffler tout ce qui nous empêche d'apprendre nos leçons de vie. »*

REPRENDRE DES FORCES

Peu avant d'être confronté à cette phase de vie que je viens de présenter, j'ai eu beaucoup de signaux faibles et j'ai mis du temps à identifier que j'étais dans une spirale négative. Je le savais peut-être au fond de moi, mais c'était trop loin. J'avais ce sentiment de faire bien, de faire les bons choix, et en même temps, comme une impression de déjà-vu, c'était très étrange. C'est comme si cette étape de dualité, je devais la vivre profondément, qu'il y avait autre chose à comprendre et que cette étape-là était indispensable.

Ce duel entre ma vie de businessman et ma vie spirituelle n'était pas encore terminé. Je venais de sauver la situation, pourtant, rien n'était encore figé. Mais vu que les indicateurs s'amélioraient, c'est à ce moment-là que j'ai pu commencer à avancer de nouveau sur mon chemin spirituel.

Avant de passer à la suite, je fais ici une petite pause pour livrer quelques outils que j'ai acquis depuis et qui auraient pu m'aider à identifier cette distorsion qu'est la dualité.

Selon les enseignements que j'ai reçus et expérimentés d'une des médecines indigènes, il y a neuf systèmes de base dans la constitution de notre être. Seuls les deux premiers sont utiles pour ma quête d'harmonie. Le premier système est important, car si celui-ci n'est pas équilibré un minimum, il sera plus difficile de travailler sur la dualité.

Le premier correspond à son degré d'intégration dans son corps, dans sa vie, dans son être. Il reflète ici notre capacité à faire face à qui nous sommes réellement. Pour être pleinement équilibré sur ce système, il y a beaucoup de travail, à commencer par l'ancrage et l'enracinement.

Beaucoup de problèmes liés aux addictions, à l'ancrage et à l'incarnation viennent d'un déséquilibre sur ce système.

La base de tout travail spirituel commence par l'acceptation de ses racines et de tout ce dont nous avons hérité à notre naissance. Je parle ici de ce que nous ont laissé nos ancêtres sur les plans matériel, physique, génétique, émotionnel, spirituel, mais aussi des valeurs inculquées et les schémas de fonctionnement. Mon enseignante me répétait souvent, la première année : « Si tu ne connais pas l'histoire de tes ancêtres, tu es condamné à refaire les mêmes erreurs ! ». Alors, il est important d'aller questionner ceux qui sont encore vivants et de poser tous types de questions.

Voici quelques devoirs et questions que j'ai dû aller poser à ma famille :

- Faire mon arbre généalogique sur sept générations.
- Questionner ma famille sur chacun de mes ancêtres, me raconter leur histoire, ce qu'ils ont vécu.
- Quelles ont été leurs relations vis-à-vis de leur époux/épouses ? Vis-à-vis de leurs enfants ? Vis-à-vis de leurs parents ? De leurs voisins ? De leurs amis ? Des inconnus ?
- Quels ont été leurs échecs ? Comment les ont-ils vécus ? Quelles leçons en ont-ils tirées ?
- Quels sont les secrets de notre famille ?

Une fois au clair avec ces cinq points, nous pouvons considérer que nous sommes pleinement en mesure de faire un beau travail sur nous. Il existe plein d'autres moyens pour travailler ce système de base, mais la relation avec mes ancêtres est celui que je préfère. Il m'a permis de découvrir ma famille au-delà de l'éducation que j'ai reçue, de ce que l'on a bien voulu me transmettre et de ce que j'ai observé en grandissant. Partir à la découverte de ses ancêtres est un cadeau relevant de l'extraordinaire, car nous n'en sommes pas les seuls bénéficiaires, c'est quelque chose que l'on va transmettre à nos enfants, arrières petits-enfants et nos futures descendances qui ne sont pas encore nées.

Il y a peu, j'ai eu la chance d'être convié à la « cérémonie de fête des Morts » au Mexique. J'ai découvert de magnifiques rituels dont je me suis inspiré pour les partager à ma famille. Je suis encore au début de la démarche, et je me suis lancé dans cette aventure armé d'une grande patience parce qu'il est important de prendre le temps. Récemment, j'ai perdu six membres de ma famille en seulement trois ans, je n'ai plus mes grands-parents pour partager avec eux, je n'ai plus mes grands-pères qui m'inspiraient par leur sagesse, ni mes grand-mères qui donnaient à leurs petits-enfants l'impression de vivre pour eux. C'est le don qu'elles avaient, quand j'étais avec elles, j'étais entouré d'une bienveillance et d'un amour inconditionnel. Quand nous perdons des êtres qui nous sont chers, qui représentent des symboles et qui avaient une grande place dans notre vie, c'est là qu'une partie de nous se déchire et qu'une place devient vide. Je ne savais pas comment m'y prendre pour renforcer mes racines, et c'est là que j'ai décidé de découvrir d'autres cultures qui ont une autre conception de la mort.

C'est dans les terres du Michoacan que je me retrouve entouré d'amis venus comme moi travailler avec leurs ancêtres partis. Nous sommes accueillis par la famille locale que nous connaissions. Je ne connais pas la culture ni les différences entre chaque communauté du Mexique, mais celle que j'ai visitée m'a grandement inspiré. Chaque année, à l'approche du 1er novembre, les familles se réunissent pour préparer « la cérémonie de la fête des Morts ». La dimension commerciale de cet événement au fil des années, à travers le monde, a fait que la plupart des étrangers connaissent cet événement sous le nom de « la fiesta des los Muertos »[13], mais l'Abuelo[14] que nous connaissons a insisté que c'était une « cérémonie de fête » et non une « fête » comme l'on peut l'entendre.

Les familles passent chacune leur commande de fleurs, des œillets d'Inde appelés aussi « Cempasuchil ». Ce sont de magnifiques fleurs orange qui sont l'emblème de cette cérémonie. À l'approche de l'événement, on croise des centaines de camions chargés de milliers de ces fleurs. L'Abuelo nous a raconté une des légendes de ces fleurs : « L'œillet d'Inde est composé de 364 pétales, chacun d'eux correspond à une journée vécue dans l'espace-temps. Il n'y a pas de 365e pétale puisque ce jour est hors du temps, c'est un jour spécial où le monde de l'au-delà, où résident nos ancêtres, est aligné sur le nôtre. Ils

13. Traduction en français : « La fête des Morts ».

14. L'Abuelo est le grand-père de la famille, celui qui est sage.

viennent donc en ce jour magique qu'est le 2 novembre de chaque année nous rendre visite, prendre de nos nouvelles et nous aider dans notre quête de vie spirituelle ».

Le 31 octobre, en nous baladant dans les rues, nous ne pouvons que constater l'importance de cet événement pour les Mexicains. Les places des différents villages deviennent des lieux où les jeunes, enfants et adolescents, dessinent toute sorte d'images représentant la mort avec du sable coloré et des d'œillets d'Inde. Les cimetières deviennent aussi un lieu vivant et décoré par des milliers de fleurs, de couronnes de fleurs et de bougies.

Ce qui m'a impressionné dans ces jours de préparatifs, du moins ceux dont nous avons été témoins, c'est que toutes les générations sont mobilisées pour préparer ce moment, supposant que de l'autre côté nos ancêtres en font de même. Le 1er novembre, les familles se réunissent et les plus anciens racontent l'histoire de la famille, le vécu de chaque ancêtre, leurs forces et leurs faiblesses, leurs épreuves, succès et échecs, relations sentimentales, ce qu'ils ont laissé derrière eux, la transmission de leur sagesse. À cet instant, j'ai compris l'importance de la recommandation de Miryam[15] qui était : « Si tu ne connais pas l'histoire de tes ancêtres, tu es condamné à

---

15. Mon enseignante sur le plan spirituel.

refaire les mêmes erreurs ! » J'arrive parfois à ressentir ce que ça fait d'avoir l'histoire de tous mes ancêtres qui coule dans mes veines, leur force, leur sagesse, leur expérience et tout le courage que cela me donne pour avancer dans ma vie. Je prends toujours des leçons de vie en voyant comment d'autres cultures fonctionnent, cela fait naître en moi un désir de changer les choses à mon niveau pour que nos futurs enfants et leur descendance puissent bénéficier de ce que nous apprenons au fil de notre vie. Du moins, de ce dont ils auront besoin et de ce qu'ils souhaiteront prendre. Pour faire profiter ma famille de ce sentiment où toutes les générations sont ensemble pour une cause commune, nous avons commencé par instaurer une chasse au trésor des œufs pour le jour de Pâques autour d'énigmes. L'an prochain, les énigmes seront sur le thème de l'histoire de nos ancêtres. J'en livre un exemple parce que ça me démange : un de mes grands-pères avait une scierie et a travaillé le bois comme l'avait fait son père avant lui. J'ai également cette attirance pour le bois et dispose d'un petit atelier où je travaille cette matière chaleureuse. L'énigme destinée à mes petits-cousins et petites-cousines pour trouver un des œufs de Pâques serait donc : « *Je suis là où ton arrière-grand-père réalisait des piquets* ». Une manière ludique d'imprégner l'histoire de nos ancêtres à nos enfants et de leur donner le goût d'en découvrir davantage.

Revenons au Mexique. Une fois cette première journée autour des magnifiques autels décorés avec les différentes photos des ancêtres, nous arrivons à la soirée. Les places et les cimetières sont animés par des groupes de musiciens qui vont et viennent. Je précise que l'alcool n'est pas autorisé pour toutes les cérémonies de fêtes de cette communauté. Les familles se recueillent ensemble et restent parfois jusqu'à six heures du matin au milieu de cette ambiance saine qui amène un peu de gaîté au cœur et qui fait oublier le temps d'une nuit le vide qu'a pu laisser un être disparu. Dans les cimetières, les musiciens viennent jouer des musiques locales auprès des familles qui ont malheureusement enterré un enfant pour leur apporter un peu de soutien.

Le 2 novembre est un jour de convivialité, chaque famille prépare de la nourriture, de la soupe et des boissons et vient les installer sur les tombeaux. Les différents villageois se promènent dans le cimetière et vont échanger avec les voisins de leurs ancêtres, des enfants vont parler avec un voisin qui a connu leur arrière-grand-mère afin qu'il leur parle d'elle, et ainsi de suite. Le climat qui y règne fait rayonner un respect incroyable.

Lors de cette journée, chacun(e) peut faire ses demandes de bénédiction à l'ancêtre de son choix. Pour cela, ils prennent un ruban de couleur et y mettent une intention. Certains l'écrivent dessus, puis l'accrochent dans l'église ou dans le cimetière. Les intentions sont formulées avec deux niveaux : la demande que l'on fait à l'ancêtre qui va nous aider sur les plans invisibles, et ce à quoi l'on s'engage pour faire notre part ici, sur Terre. Je propose ici un exemple : « *L'année prochaine, quand je reviendrai, je demande à être une meilleure version de moi-même sur le plan humain, et pour ma part, je suis prêt à lâcher prise sur certaines de mes ambitions qui pourraient aller à l'encontre de ma demande* ».

En visitant plusieurs églises, nous avons pu voir des milliers de rubans accrochés à différents angles de ces bâtiments sacrés.

J'exprime toute ma gratitude à la famille qui nous a accueillis pour cette découverte d'une autre culture qui est venue renforcer la mienne et celle de ma famille.

Après le système d'intégration du « je suis » grâce aux ancêtres vient le système du ressenti et de la connexion à soi.

Ce que je devais travailler le plus dans cette seconde étape de reconstruction, c'est le retour de la confiance en moi. Et j'ai eu beaucoup de mal à comprendre ce qu'il fallait que j'apprenne dans la situation que je vivais. J'ai toujours cru que j'avais confiance en moi et en fait, cette perception était plus ou moins faussée par ma conception de ce qu'est la confiance.

Je peux considérer que je n'ai manqué de rien dans mon enfance, dans mon adolescence et jusqu'à l'âge adulte. J'ai reçu tout l'amour dont un enfant a besoin, j'étais en sécurité, j'ai bénéficié d'une grande liberté et j'avais la confiance de mes parents. Quand sont venues mes premières épreuves de vie, je les ai plutôt bien vécues. Les deux premières années où j'ai appris le métier de dirigeant d'entreprise, j'ai été accompagné par un « mentor », le binôme matchait très bien et je me rappelle une confidence qu'il m'a faite. Quand il m'enseignait, il y avait beaucoup de sujets pour lesquels il avait la sensation que je mettais en pratique des leçons que je connaissais déjà au fond de moi, comme si j'avais été « préprogrammé » pour ce métier. J'ai plusieurs fois ressenti cette sensation agréable, et à l'inverse, sur d'autres sujets, j'étais parfois frustré de ne pas arriver à assimiler instinctivement certaines leçons qui m'ont demandé parfois beaucoup d'efforts. J'avais donc tous ces ingrédients pour la confiance en moi. Or, celle-ci était associée au fait que je me sentais en confiance parce que je n'avais pas encore réellement été en difficulté personnelle. Et le jour où j'ai perdu le contrôle de l'entreprise, j'ai également perdu la confiance qui était associée à la réussite. Au début, alors que je subissais ce qui m'arrivait, je me demandais pourquoi on était en train de tout m'enlever, je me demandais ce que j'avais bien pu faire de mal pour qu'on me retire la réussite que j'avais toujours connue. Et puis, grâce au travail personnel que j'effectuais avec mon enseignante, j'ai compris que ma situation changeait parce que cette leçon, je ne pouvais l'apprendre dans d'autres conditions. Et là, je me suis retrouvé dans une phase de construction personnelle de quelque chose que j'avais mal appris plus jeune.

Au-delà de la confiance, c'est à la foi que je devais me reconnecter. Celle que j'avais perdue ou que je n'avais jamais eue. La foi en la vie, et la vie, ce n'est pas la réussite matérielle. Il y a quelque chose que j'ai découvert au Mexique qui m'a aidé à comprendre ce qu'était la foi, cette confiance en son ressenti, cette guidance intérieure qui fait partie de nous.

Lors de mon premier voyage au Michoacan, j'ai participé à une visite culturelle très intéressante et enrichissante pour moi. Nous sommes allés rendre visite aux papillons monarques, une variété majestueuse de couleur dominante orange qui est à l'origine de quelques croyances spirituelles de certaines communautés. Le minibus nous a déposés en bas de cette montagne protégée pour conserver l'écosystème naturel, il fallait donc patienter environ une heure trente de marche avant de découvrir cette merveille. Le chemin est très agréable, bien que ça grimpe beaucoup. Une dizaine de minutes avant d'arriver à cet espace protégé, j'ai commencé à apercevoir quelques papillons. « Mais qu'ils sont grands ! », me suis-je exclamé auprès de mes amis. Ils mesurent peut-être deux à trois fois plus que les papillons que l'on a dans notre jardin. Il me tardait d'arriver sur le lieu pour en voir de plus près et est arrivé le moment où l'on a perçu des zones balisées, avec un chemin où se trouvait la cinquantaine de touristes venue assister au spectacle. J'ai accéléré le pas, et plus je m'approchais, plus il y en avait dans l'air autour de nous, des milliers de papillons volaient tout autour des gens, c'était incroyable. J'ai pris quelques photos souvenirs où l'on nous voit entourés d'une bonne trentaine de ces lépidoptères orange et noir. En approchant, le guide nous a fait signe de chuchoter et de regarder en l'air, dans les arbres. Ils étaient hauts et j'ai perçu des branchages très épais avec des cocons gigantesques. Le guide nous a expliqué qu'il s'agissait de milliers de papillons collés les uns sur les autres pour se tenir chaud qui attendaient les rayons du soleil pour battre leurs ailes. C'était un spectacle remarquable. C'est là qu'il nous a raconté ce qui fait la particularité de cette espèce rare : les papillons monarques viennent se reproduire ici, dans la réserve biosphère, depuis des milliers d'années. Une fois fécondées, les femelles quittent ce lieu pour aller rejoindre le Canada, à plus de quatre mille cinq cents kilomètres, tandis que les mâles restent sur place et y meurent. La durée de vie de ces papillons est d'environ sept mois en période hivernale et deux mois lorsqu'ils se déplacent, alors que les autres variétés ont une espérance de vie de deux à trois semaines seulement. Le parcours vers le Canada se déroule sur plusieurs générations, car ils volent à environ quinze kilomètres par heure, soit environ cent cinquante kilomètres par jour.

Ce qui m'a servi dans mon développement personnel pour mon épreuve de foi, c'est qu'une fois installés au Canada, c'est toujours la quatrième génération qui revient au Mexique dans cette biosphère, sans connaître ni le chemin ni la destination. Le guide nous a expliqué que selon les anciens, sur le plan du karma, c'est la quatrième génération qui paie. Et c'est pour ça que pour eux, il a toujours été logique que ce soit la quatrième génération qui revienne, et non la suivante ou la précédente. Mais alors, dans cet esprit-là, je pourrais dire que ce que je vis en ce moment, cette épreuve, serait en lien avec un ou une de mes quatre arrière-arrière-grands-parents. Et le plus époustouflant est que cela semble concorder avec ce que j'ai appris sur mes ancêtres. Serait-ce une coïncidence ?

Ces papillons sont connectés à quelque chose au fond d'eux qui fait qu'ils éprouvent cette confiance, cette foi qui les conduit toujours au bon endroit, et ce depuis tant d'années sans que le cycle ne soit rompu une seule fois. Je me suis donc servi de l'enseignement de cette espèce pour aller chercher cette foi à l'intérieur de mon être, cette foi en la vie, en ma vie, en mes ancêtres.

Quand je voyage, je prends beaucoup de notes, j'écris les histoires qu'on me raconte, je reste très attentif aux symboliques du pourquoi, et comment ils faisaient ceci, cela... Et toutes ces histoires, toutes ces découvertes de différents horizons et cultures sont pour moi de véritables sources de sagesse et d'enseignement. C'est cette ouverture d'esprit et cette curiosité qui m'ont permis d'accéder à un nouveau souffle dont la finalité s'est manifestée par un regain de force.

UNE LUEUR D'ESPOIR

Les mois ont passé et j'ai reçu un appel d'un acquéreur potentiel de la jeune start-up de construction de maisons-conteneurs en difficulté. La proposition était la suivante : je cédais l'entreprise à la barre du tribunal pour l'euro symbolique, le repreneur reprenait l'actif, c'est-à-dire qu'il laissait tomber les dettes, me faisait un chèque de quatre-vingt-dix mille euros pour reprendre mes cautions personnelles et m'octroyait un contrat de travail avec rémunération pour continuer à développer l'entreprise sans que cela me prenne plus de la moitié de mon temps, afin que je dispose du temps nécessaire pour diriger mon entreprise originelle liée à l'énergie.

Cette lueur venait quelque part me sauver, moi, de la situation. J'ai identifié cette lueur : un leurre. Je n'avais pas besoin d'être sauvé, je ne suis pas une victime, je suis un battant et je dispose de la force de mes ancêtres en moi et j'ai suffisamment d'énergie pour aller plus loin. J'ai donc échangé avec l'avocat d'affaires et lui ai proposé un autre deal, qui était de reprendre la totalité du passif et de ne pas me rémunérer pendant trois années. Son client a refusé. Une fois l'affaire classée, j'ai rencontré cet avocat et nous avons longuement échangé et finalement sympathisé. Ses conseils m'ont beaucoup aidé à comprendre les étapes de la procédure.

Je pars du principe que chaque chose qui nous arrive est un ingrédient qui peut nous aider dans notre évolution. J'aurais encore été prisonnier de ma dualité, je l'aurais sûrement identifié comme un ennemi et je me serais mis sur la défensive, laissant peut-être exploser ma colère et mon agacement. Dans ce monde des affaires, quand j'ai approché le milieu judiciaire avec mes difficultés, le sentiment vécu est que j'avais cette impression qu'on voulait me « manger », j'étais le seul rempart entre les actifs[16] de l'entreprise pour un euro symbolique et les opportunistes qui souhaitaient se les procurer. J'ai donc été sur le qui-vive en permanence durant cette période d'observation de dix-huit mois. J'étais conscient que le tribunal m'avait laissé gérer l'entreprise pour la redresser, mais que pendant cette période, ils pouvaient me reprendre les clés à tout

16. Les actifs sont ce que possède l'entreprise (stocks, brevets, savoir-faire, immobilisations, matériels, outillages). Et notre entreprise en possédait beaucoup vu que nous étions dans un domaine d'innovation.

moment. J'ai appris à rester centré sur le présent grâce à l'exercice de cette épreuve, bien qu'elle fût extrêmement douloureuse.

Je ne pouvais parler du passé, car me suivait le tsunami que j'avais laissé se constituer, la moindre fausse piste m'aurait été fatale ; je ne pouvais me projeter sur le futur ni tenir d'engagements lointains, car je ne pouvais garantir de garder le pouvoir sur l'entreprise puisqu'il ne dépendait pas que de moi. J'ai donc réappris à vivre au jour le jour, sans savoir ce qui allait se passer le lendemain, sans savoir si nous allions réussir ou perdre. Il m'arrivait parfois de vivre des états de panique, que je percevais également dans le regard de mon chef d'atelier. Dans ces moments-là, je lui disais souvent, pour nous rassurer tous les deux : « Stéphane, on a déjà perdu, regarde où nous en sommes ! Tant qu'on ne nous arrête pas, le seul risque que l'on prend, c'est de réussir ! » Ça lui faisait lâcher prise et le reboostait. Et je profitais du même effet en même temps.

Une période d'observation, pour une entreprise en redressement, dure six mois. Elle peut être renouvelée une seconde fois si le temps vient à manquer, mais que nous sommes sur la bonne voie, et il arrive parfois, à titre exceptionnel, qu'elle soit prolongée une nouvelle fois. C'est ce qui nous est arrivé. Au bout des six premiers mois, le tribunal a pu constater tous les efforts consentis, l'adhésion des collaborateurs aux changements radicaux, et le nouveau modèle économique consistant à fermer notre atelier de production pour le remplacer par un partenaire « solide » leur a plu. La troisième période nous a été accordée parce que la seconde finissait début septembre, et quand on lance un plan de continuation pour rembourser le passif, il faut avertir les créanciers un mois à l'avance ; or, ça tombait en plein mois d'août, durant les congés d'été. L'obtention de cette nouvelle et dernière période, sous son caractère exceptionnel, nous laissait présager une acceptation du plan de redressement que j'avais proposé visant à rembourser la totalité de la dette sur dix années maximum. Côté bancaire, ça ne posait pas de problème, car les emprunts signés l'étaient déjà sur sept années, ça ne rallongeait que de trois ans. Ce qui m'embêtait dans ce plan, c'est que les créanciers privés, eux aussi, allaient être remboursés sur la même durée. Bien qu'aucun des créanciers n'ait été mis en difficultés par notre position, c'est tout de même lourd à porter. La loi est ce qu'elle est, et même si je le souhaitais, je ne pourrais pas changer cela. Je n'ai pas le pouvoir de privilégier un créancier privé par rapport à une banque, ni même à l'Urssaf ou les impôts.

C'est pour cela que je parle ici de « lueur d'espoir » ; la lumière n'est toujours pas revenue, mais laisse présager qu'elle arrive. C'est une étape de reconstruction qui intervient une fois qu'on a dépassé la dualité, lorsqu'on lâche prise et que, par conséquent, nous ne sommes plus le pantin de notre ego spirituel.

Précédemment, je parlais de la proposition qui m'est parvenue pour le rachat de l'entreprise. J'ai appelé cela un leurre parce que c'était la solution de facilité. Et par expérience, les récompenses sont toujours proportionnelles à la difficulté propre à chacun. Le cadeau est le dépassement de soi. J'ai, dans mon système de croyances, une citation qui a été semée durant mon enfance qui m'a beaucoup aidé au long de ma vie : « *Une épreuve se présente à toi seulement si tu as la capacité de la dépasser !* ».

Sur un plan plus spirituel, j'ai ancré également en moi une croyance qui m'aide dans les moments difficiles. Je vais tenter de l'expliquer.

Je pars du principe que l'incarnation humaine est une expérience d'évolution spirituelle pour notre âme. Le but est donc d'évoluer, d'apprendre des leçons. Notre âme n'a aucun intérêt à nous laisser sombrer sans leçons à apprendre et dispose des moyens pour nous stopper quand on va trop loin dans la mauvaise direction. Si elle nous arrête, c'est qu'on approche du point de non-retour. Et tant que nous n'y sommes pas, nous pouvons rester sur la certitude que nous disposons de l'énergie nécessaire à rééquilibrer notre situation. C'est-à-dire que pour moi, à ce moment-là, avec l'entreprise en difficulté, tant que mon âme ne m'envoyait pas d'alerte sur le plan de la santé physique, émotionnelle ou mentale, je pouvais continuer, car je disposais de réserves d'énergie suffisantes pour redresser la situation, même si l'apparence laissait présager l'impossibilité de redressement. Ça rejoint la citation précédente, mais c'est comme ça que je l'explique sur un plan plus subtil. Ça m'a aidé dans le sens où je ne me sentais pas abandonné par mon être intérieur. Ce qui compte pour l'âme, c'est d'apprendre les leçons, et j'essaie tant bien que mal d'être un bon élève pour cette aptitude.

Ces croyances positives pour moi sont comme des réverbères sur mon chemin. Tant que je ressens la liaison avec mon âme, je me sens rassuré, et donc en confiance pour dépasser toute épreuve venant à moi. Si j'échoue, ce n'est pas grave en soi, j'aurai appris, et par respect pour les sacrifices et les personnes qui ont payé lors de l'épreuve précédente, je me dois d'appliquer les leçons apprises. C'est un moyen de payer tout de même sa dette sur un plan énergétique. La vie est longue et pleine de retournements, elle a le temps de nous amener les leçons dont on a besoin pour trouver l'équilibre, l'harmonie.

Lors de cette période où sont apparues les manifestations des premières lueurs, j'ai fait un exercice dans un programme de formation de dirigeant-entrepreneur qui a transformé ma relation à la problématique de dualité. En fait, il s'est passé bien mieux que ça.

Je devais construire mon projet d'entreprendre pour les cinq prochaines années. J'ai souvent construit des projets d'entreprise, mais là, c'était différent. J'ai représenté sur le schéma ci-après les trois sphères que le projet d'entreprendre englobe :

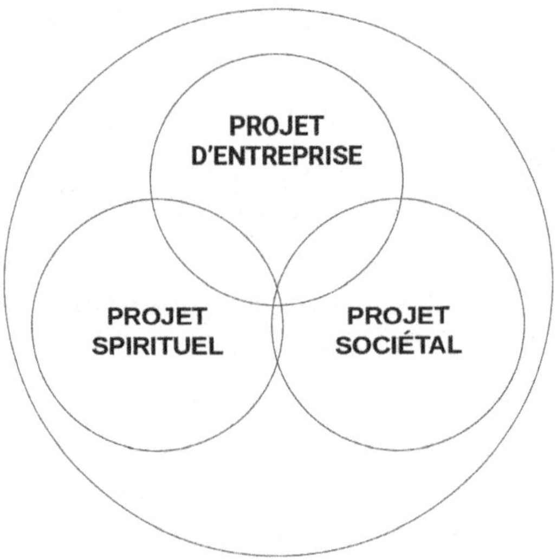

Mon projet d'entreprendre[17]

Le pouvoir des cercles à lui seul a déclenché en moi une prise de conscience importante. Ces trois cercles, qui étaient à ce moment-là séparés dans ma conception mentale, le fait de les voir ici ensemble, entremêlés dans un cercle plus grand, m'a apporté une clairvoyance concernant ma situation.

J'étais, je rappelle, en dualité entre mon *moi business*, ici représenté sous le projet d'entreprise, et mon *moi spirituel*, ici représenté par le projet personnel et sociétal, puisque mon intérêt était d'utiliser mon don et mes talents pour me développer et pour le bien commun. Le fait de visualiser ces cercles avec la représentation mentale de ma problématique, une énergie s'est déclenchée en moi et quelque chose s'est libéré dans mon mental. La phrase qui accompagne le mieux ce qui s'est passé en moi est : « je suis passé du "Je" au "Nous" ». J'avais deux « Je » à l'intérieur de moi, et le fait de les intégrer au « Nous » a amené une libération. Mais ce n'est pas tout : ensemble, oui, mais pour faire quoi ? Si je n'y mets pas de sens, ça ne tiendra pas.

17. Support tiré de la formation COPERNIC du Centre des Jeunes Dirigeants que j'ai suivie sur trois ans.

Il y a plusieurs questions auxquelles j'ai répondu dans cet exercice, qui ont participé à la guérison de cette distorsion de la réalité. Je les partage :

1. Comment passer du « Je » au « Nous » dans toutes les sphères ?
2. Qu'est-ce qui fait l'unité dans mes deux entreprises ?
3. Qu'est-ce qui fait l'unité dans mes deux « Moi » (business & spiritualité) ?
4. Y a-t-il un 3e élément qui peut faire le lien avec les deux autres ?
5. Qu'est-ce qui fait mon unicité en tant qu'entrepreneur de ma vie ?

Ces questions ont un vrai sens pour la problématique et viennent combler des pièces manquantes indispensables.

Après la réalisation de cet exercice, que j'ai adapté bien sûr à ma situation, j'ai ressenti en moi plus qu'une lueur d'espoir : je vois à présent un futur se construire, et pas n'importe lequel : *mon* futur, celui que moi et moi seul peut créer.

Au vu des premiers effets positifs, j'ai passé des journées entières à préparer mon travail, à chaque instant libre, je focalisais mon énergie et mes pensées sur le comment construire mon projet d'entreprendre. J'ai d'ailleurs consacré quelques méditations[18] à ce sujet.

En premier lieu, il faut dessiner la sphère centrale qui est le « Moi ». Puis créer *a minima* deux sphères supplémentaires, pour lesquelles nous sommes en dualité. Je crée donc une seconde sphère ou j'écris : « Moi Business », et une troisième « Moi Spiritualité ». Une fois fait, je crée des liens entre les sphères, comme sur le dessin ci-dessous. Et j'inscris sur ces liens ce que m'apporte la sphère concernée.

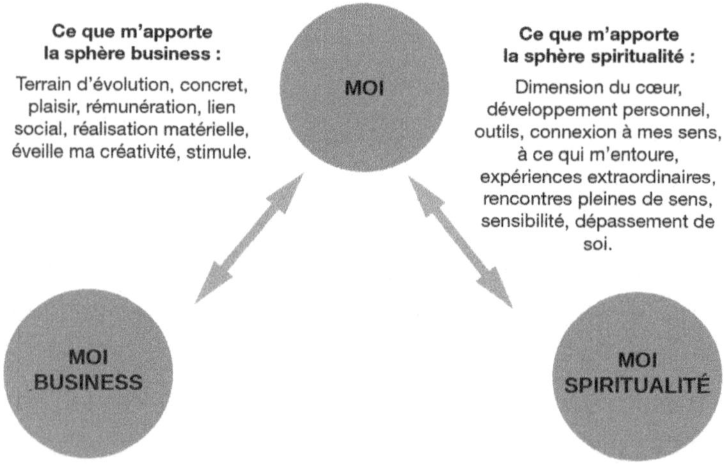

18. Dans le chapitre « Partage de bonnes pratiques » de ce livre, j'explique comment j'utilise la méditation pour mon développement personnel.

Une fois terminé, je prends conscience que la sphère centrale, celle du « Moi », est en fait « ma planète Terre » et que les deux autres sphères sont mes lunes. Je créé donc les liens de gravitations des lunes autour de la Terre :

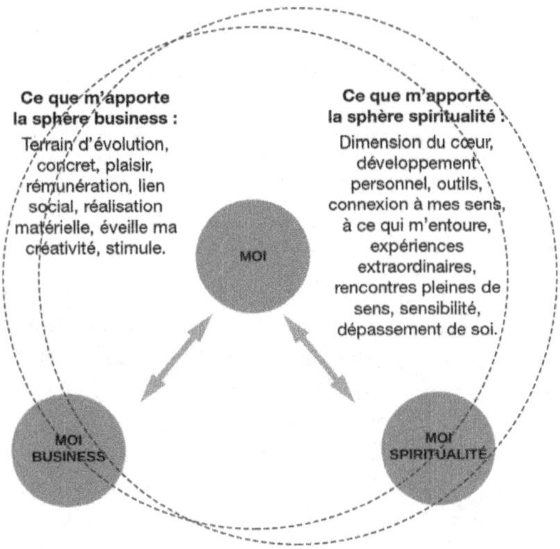

Je passe à la suite.

Si je suis la Terre, ces lunes qui gravitent autour de moi sont alors des éléments qui jouent sur les marées, la mer, donc mes émotions, qui sont souvent représentées par l'eau. Mais finalement, la question essentielle ici est : « Nous », nous gravitons autour de quoi ? Quel est notre soleil ?

Je rajoute donc une sphère au dessin, suffisamment éloignée pour maintenir une atmosphère vivable sur « ma Terre ». Cette sphère, c'est notre soleil. Nous n'avons pas de lien direct avec lui, nous ne faisons que recevoir son rayonnement, sa chaleur est notre source. Dans ce cercle, j'inscris donc ce qu'est mon soleil pour moi. Notre soleil est entre autres notre raison d'être sur Terre :

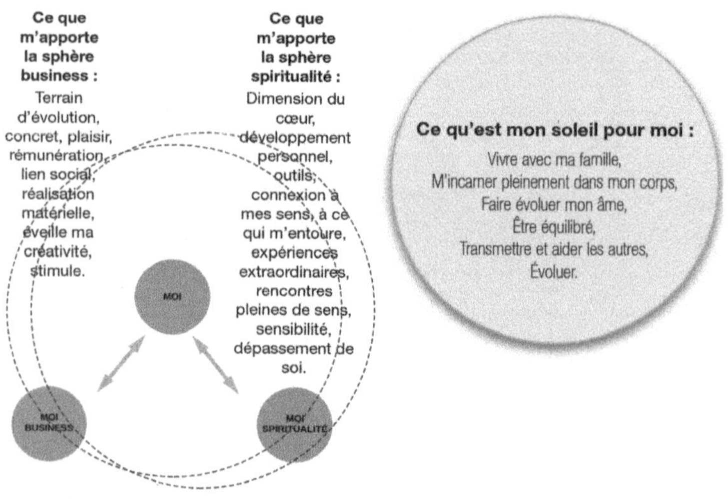

Une fois terminé, je crée les liens de gravitations des sphères autour du soleil et je prends du recul sur cette image :

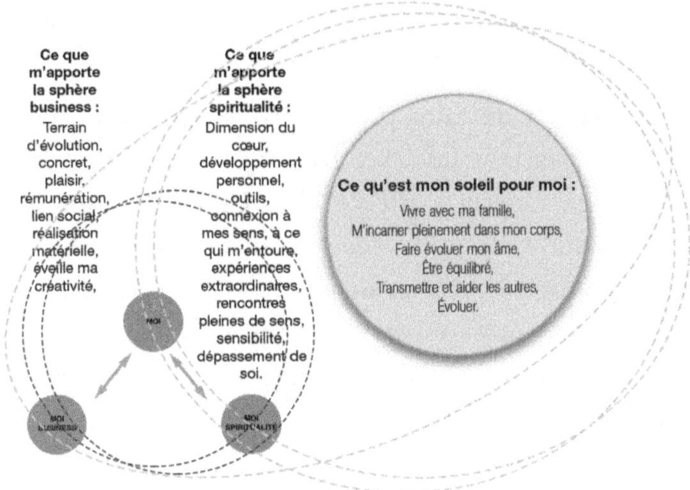

Je me laisse imprégner de cette nouvelle symbolique et amène à mon esprit une autre conception de mes systèmes et de l'évolution associée. Cet exercice reprogramme l'ego et transmet l'information inconsciente que la dualité n'a plus lieu d'être et que nous sommes ensemble pour une cause bien plus grande que nous-même, qu'il n'est pas nécessaire de se nourrir de l'extérieur puisque nous avons maintenant un soleil rien qu'à nous, empreint de notre code génétique, cette nouvelle source infinie qui ne nous quittera jamais.

J'ai appelé cette étape d'évolution ***« la vision copernicienne[19] »***.

Elle permet de faire prendre conscience à notre ego – ou notre ego spirituel, selon le niveau de conscience où nous nous situons – que ce n'est pas notre source qui tourne autour de nous, mais bien réellement nous qui gravitons autour. Et au-delà, on intègre également le message que cette source est unique à chacun et qu'on ne peut nous la voler, on peut seulement s'en couper par choix ou suite à un choc.

Ce qui fait que notre ego, qui est là avant tout pour nous protéger des dangers, se sent dorénavant en sécurité et s'apaise jour après jour pour enfin se mettre au service de notre âme, puisqu'il lui faut bien *a minima* une fonction pour exister. Pour ma part, la fonction que je lui ai donnée est de m'avertir des dangers. Ainsi, il consomme peu d'énergie et je reste sur le qui-vive tout en étant en état de paix intérieure. Je n'oublie surtout pas que le business est un océan de dangers avec autant de prédateurs potentiels que de poissons dans la mer. Mais ce constat ne doit pas m'empêcher d'être en harmonie avec moi-même.

---

19. Nicolas Copernic est célèbre pour avoir développé et défendu la théorie de l'héliocentrisme selon laquelle la Terre tourne autour du soleil alors que les croyances de l'époque supposaient l'inverse.

ANCRER UN NOUVEAU SYSTÈME

Une fois que l'on vit une révélation, le changement se produit instantanément en nous. Nous sommes comme sur un nuage et pouvons avoir cette sensation de planer légèrement. Puis passent quelques heures, parfois quelques jours, et nous revenons à notre quotidien. C'est là que notre âme va nous tester pour nous permettre d'ancrer ces changements en nous de manière consciente.

« Prendre conscience, agir en conscience et interrompre les cycles de l'ignorance. »

Les tests sont là pour ça et pour nous permettre d'affirmer pleinement notre nouvelle énergie. Pour illustrer mes propos, je vais donner un exemple.

Je viens de guérir de ma dualité, je tends vers l'harmonie et je me sens léger, libéré, soulagé d'un poids. Je laisse agir en moi la magie et je suis conscient de la transformation qui s'est opérée dans mon système de fonctionnement. J'ai fait le choix de me laisser nourrir par mon soleil et j'ai pleinement décidé de mettre mes deux parties de moi que sont « Business » et « Spiritualité » au service d'une cause bien plus grande. J'ai décidé de poursuivre mon chemin de business et d'apporter la spiritualité dans ce monde, de faire ma part telle la légende du colibri[20]. Je ne choisis donc plus entre deux mondes, je les lie entre eux. Or, voilà un premier test qui arrive.

Quelques jours après cette révélation, je pars pour une nouvelle formation sur la Programmation Neuro Linguistique. Et à l'issue de cette formation, un des deux enseignants vient me voir et me demande si ça m'intéressait de faire comme eux et de devenir enseignant, que j'étais fait pour cela. Quelque part, cette ouverture signifiait pour moi l'enclenchement d'un nouveau cycle de vie dans la spiritualité, parce que je

---

20. La légende amérindienne du colibri : un jour, dit la légende, il y eut un immense incendie de forêt. Tous les animaux terrifiés, atterrés, observaient impuissants le désastre. Seul le petit colibri s'activait, allant chercher quelques gouttes avec son bec pour les jeter sur le feu. Après un moment, le tatou, agacé par cette agitation dérisoire, lui dit : « Colibri ! Tu n'es pas fou ? Ce n'est pas avec ces gouttes d'eau que tu vas éteindre le feu ! » Et le colibri répondit : « Je le sais, mais je fais ma part ».

souhaite enseigner un jour, et dans l'idéal, sur le développement personnel à travers différentes de mes compétences développées au cours de mon existence.

Au contact de cette information, forcément, mes énergies bougent et des questions se posent dans ma tête ! *Et voilà, pourquoi ça revient maintenant ? Je sens que je suis fait pour ça, mais n'est-ce pas trop tôt ? Ai-je fait le bon choix ? Et que faire de mes entreprises ? Ne sont-elles pas encore trop fragiles ? Ai-je peur d'enclencher une nouvelle étape de vie ?*

Tant de questions qui viennent remettre en cause le résultat d'un travail de longue haleine. C'est à ce moment bien précis que nous avons besoin de toute notre attention, de notre force intérieure, de notre énergie pure qui vient de notre soleil que l'on sent chauffer dans son cœur, de la sensation du contact de nos pieds sur la terre. Et une fois rassemblés, c'est là que nous nous affirmons dans notre choix initial sans laisser l'infime place au doute. Pour nous aider, nous pouvons utiliser différentes affirmations pour nous ancrer dans le premier système et que nous pourrons répéter tous les matins et soirs si nécessaire.

Par exemple :

Je suis (prénom et nom[21]) et je suis le leader de ma vie.

Je suis (…) et je suis le leader de mes entreprises.

Je suis (...) et je mets au service de mon entreprise ma spiritualité pour la faire évoluer avec l'humain au centre.

Je suis (…) et je mets mes aptitudes de coach au service de mes collaborateurs, à leur profit.

Je suis (…) et je m'ancre profondément dans le business et la spiritualité.

Je suis (…) et je m'incarne profondément dans ma vie.

Je suis (…) et je suis pleinement conscient de mes choix.

Je suis (…) et je suis le leader de mes énergies.

Je suis (…) et je mets le doute à mon service.

Etc.

On peut continuer comme ça pendant longtemps, le but est de laisser émerger des affirmations auxquelles nous n'aurions pas pensé en restant à la surface. Je conseille de les écrire pour les relire à tête reposée afin

---

21. Ici, il est important de dire ses prénoms si on en a plusieurs, et son nom + son nom de jeune fille si l'on est mariée.

d'en étudier le sens. Les affirmations sont un outil de reprogrammation très puissant de nos énergies. Il faut donc être prudent.

En guise de mise en garde, je donne un exemple un peu complexe pour inciter à réfléchir.

Imaginons qu'un jour, je me rende compte que je fais du mal aux gens que j'aime alors que ce n'est pas du tout ma volonté. Je peux utiliser l'affirmation suivante :

« Je suis (prénom et nom) et je sers à travers la lumière. »

Cette affirmation est correcte. Dans cette symbolique, je laisse bien couler à travers moi l'énergie de l'amour pour agir avec.

Maintenant, pour la démonstration, je vais enlever un mot :

« Je suis (…) et je sers la lumière. »

À première vue, rien ne semble anormal. Mais analysons la symbolique : qu'est-ce qui sert la lumière ? Qu'est-ce qui met en évidence la lumière ?

Je sais discerner la lumière parce qu'à côté, il y a de l'ombre. Pour servir quelque chose, il faut être sa dualité, et qu'est-ce que la dualité de la lumière ? Ce sont les ténèbres.

Le cerveau est programmable, il existe beaucoup d'outils pour cela. J'ai fait beaucoup de formations sur les pouvoirs du cerveau pour le comprendre et savoir comment le paramétrer. J'en sais suffisamment pour mon expérience de développement personnel, mais suis bien loin du niveau d'expert. Je n'ai donc pas de légitimité à approfondir ce sujet.

Ce que je peux affirmer, c'est que le symbolisme est le langage de notre cerveau. Il ne comprend pas le sens des phrases, ce qui compte, c'est la symbolique. Dans l'exemple précédent, le message compris par le cerveau est celui-ci : je suis (un ordre pour le cerveau) et je sers la lumière (OK, il reçoit l'ordre « d'être » les ténèbres).

Il en est de même pour le sens des phrases, il ne le comprend pas. C'est comme dire : « je n'ai plus faim » ; il vaut mieux dire : « j'ai suffisamment mangé ». Ne pas utiliser de négations dans des affirmations, c'est important.

Voilà ce que j'appelle les tests de l'âme qui permettent d'ancrer profondément les changements que l'on vient de vivre. Après avoir passé deux ou trois tests du même genre, les énergies se posent et notre cerveau crée de nouvelles habitudes. Ces habitudes deviennent des autoroutes neuronales qu'il sera difficile de changer sans travail en conscience. Donc, autant bien choisir les nouvelles habitudes que nous voulons et que celles-ci sont bien en adéquation avec la finalité que l'on souhaite.

LA CONGRUENCE

Je récapitule les étapes précédentes :

1. Tout va plutôt bien dans ma vie et j'ai un certain goût à mener plusieurs vies en parallèle.
2. Je m'investis pleinement dans une cause, à tel point que j'abandonne tout le reste pour celle-ci, y compris Moi.
3. Il se produit un choc, une alerte sérieuse : le burn-out.
4. Je suis paralysé, je ne peux plus travailler, et quand je le souhaite, je n'ai plus les capacités pour le faire.
5. Je prends conscience que le problème, c'est mon attitude, c'est moi.
6. Je souhaite me guérir par la force de mon esprit et ne veux pas être dépendant de médicaments pour me relever.

7. Je m'obstine à vouloir travailler de nouveau, mais je comprends que je ne dois pas le faire de la même manière.

8. Je cherche des outils pour me reconstruire, j'explore toutes les possibilités qui se présentent à moi.

9. Découverte de la spiritualité.

10. Je passe quelques années à réaliser un travail de développement personnel pour guérir mes blessures et mon burn-out à l'aide de la spiritualité.

11. Je découvre de nouvelles facultés, un nouveau monde proche du fantastique et je m'en fascine.

12. Je commence à préférer le monde spirituel à celui que j'avais construit.

13. Je me coupe peu à peu de mon Moi intérieur, de mon humanité et fais des choix où le business vient servir ma cause et non plus celle des autres.

14. Une cassure nette se crée entre mes deux mondes, Business/Spiritualité.

15. Je m'enfonce dans la spiritualité pour fuir ma souffrance profonde maintenant révélée.

16. Au retour d'un voyage initiatique, je prends conscience que je suis en dualité extrême. J'ai vécu à ce moment-là le choc des mondes ! La

différence était telle que le potentiel était à son comble.

17. J'observe mon fonctionnement, pour me comprendre à cette étape-là, j'ai tenu un journal pendant 21 jours que j'ai lu et analysé quelque temps plus tard.

18. Je me retrouve seul face aux conséquences de mes erreurs, de mon ignorance et de ma fuite.

19. Je réalise l'exercice du projet d'entreprendre ma vie avec les différentes sphères et je me libère de l'emprise de mon ego spirituel.

20. Je définis ma source d'énergie et je m'en imprègne.

21. Je prends conscience que mes deux mondes ne sont plus en dualité, mais qu'ils se soutiennent. Ils servent tous deux une cause qui les dépasse.

22. Je programme une mission pour mon ego et lui montre que notre nourriture vient de notre soleil, que nous sommes en sécurité, afin qu'il ne me replonge pas dans une nouvelle illusion pour me protéger de moi-même.

23. Je me positionne et profite d'un nouveau mode de fonctionnement que j'ancre profondément grâce aux tests de mon âme.

24. Par le pouvoir des affirmations, je m'affirme pleinement dans tout mon être.

25. Je commence à percevoir une certaine cohérence dans ma vie et dans mes différentes sphères.

Et nous voilà revenus au présent.

La suite, c'est de s'assurer que tout le travail réalisé perdure dans le temps. Alors, pour cela, j'ai utilisé un outil que j'ai créé à partir de la base de l'enseignement spirituel que j'ai suivi avec Myriam au Mexique.

Ci-dessous, mon outil d'alignement des sphères pour s'assurer de la congruence[22] :

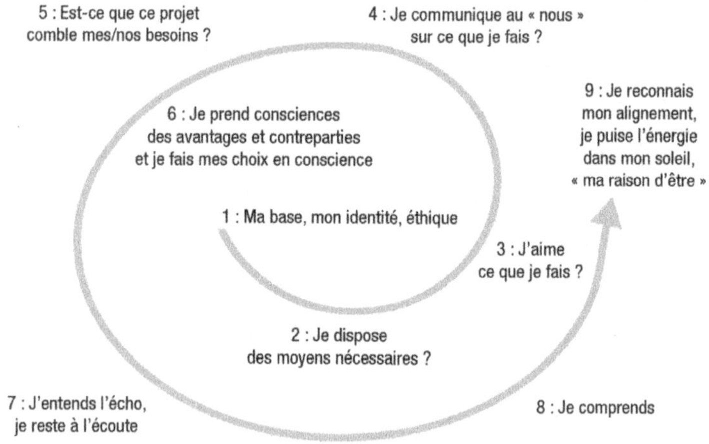

22. Fait de coïncider, de s'ajuster parfaitement.

Le but de l'exercice est de passer chaque sphère au crible de ces neuf étapes-clés afin qu'elles soient alignées à ma source, mon soleil précédemment représenté.

Je rappelle ce qu'est mon soleil pour moi : vivre avec ma famille, m'incarner pleinement dans mon corps, faire évoluer mon âme, être équilibré, transmettre et aider les autres.

Je fais la première partie de l'exercice avant d'approfondir chaque niveau du symbole.

Je teste la sphère du « Moi Business » en restant centré sur mon soleil :

1. Le business est maintenant en cohérence avec ce que je suis.
2. Je dispose des moyens et des capacités nécessaires.
3. J'aime ce que je fais dans mes entreprises.
4. J'ai bien communiqué au « nous » sur ce que je fais. Mes collaborateurs, ma famille, mes amis et l'ensemble des parties prenantes connaissent ma vision et ce que je fais au travail.
5. Ce projet comble mes besoins, je me rémunère à ma juste valeur et j'y trouve ma reconnaissance.
6. Je prends conscience des avantages et des contreparties de mon « Moi Business », et je fais

mes choix en conscience. Je suis conscient du travail que cela va me demander, des critiques que je peux recevoir, mais aussi de toute la reconnaissance d'avoir suivi mes convictions.

7. J'observe, j'entends l'écho de mes paroles, de mes choix : ça résonne, il n'y a pas d'incohérence.

8. Je comprends le sens, l'intérêt et cette sphère fusionne avec moi.

9. Je reconnais l'alignement de cette sphère à mon sens, je puise l'énergie dans mon soleil.

Étant donné que j'ai travaillé le sujet dans les chapitres précédents, toutes les étapes sont validées et je peux donc passer à la sphère suivante. Mais pour l'exemple, imaginons que je me sois trompé dans un des exercices précédents et que je me sois menti à moi-même. Disons qu'après le burn-out, je n'ai pas récupéré toutes mes capacités, que mon système nerveux est grillé et que je ne veux pas me rendre compte des dégâts.

L'étape 1 reste la même, mais quand j'arrive à la seconde, je dois réellement me poser la question en toute intégrité : « Je dispose des capacités nécessaires à exercer mon “Moi Business” » : oui ou non ? Dans cet exemple-là, la réponse est non. Si je ne peux pas exercer mon métier, alors je reste bloqué à cette étape 2.

Mais il ne faut pas s'arrêter là, la vie ne s'arrête pas parce nous ne pouvons pas faire tout ce que nous voulons. Dans ce cas présent, pour tout de même aligner cette sphère à ma raison d'être, je peux aller à la recherche d'un nouveau métier, d'un nouveau poste où mes capacités limitées suffisent. Et dans ce cas-là, je peux passer à la 3e étape.

Avant de faire l'exercice pour la seconde sphère du « Moi Spiritualité », je vais détailler chaque étape afin que chacun puisse s'approprier l'exercice et adapter les questions.

Détail de chaque étape :

1. La base consiste à définir si ce que je choisis est en accord avec mes valeurs, mon éducation, ce que je suis, ce en quoi je crois. Exemple de quelqu'un qui est vegan et qui fait l'exercice avec une sphère de travail dans un abattoir. Les valeurs ne sont pas en adéquation et il ne peut donc pas passer à l'étape suivante.

Nous pouvons parfois nous retrouver dans un métier qui nous plaît et qui répond à tous les autres besoins, mais la raison d'être de l'entreprise n'est plus alignée à nos valeurs. Dans ce cas-là, on peut se déconnecter peu à peu de sa base et petit à petit se déséquilibrer sur le système 1 que j'ai expliqué dans le chapitre « Reprendre des forces ».

2. Le deuxième niveau consiste d'abord à identifier les capacités nécessaires à la réalisation de la tâche ou de la mission choisie, puis de définir si je les ai ou pas.

C'est valable pour n'importe quelle sphère choisie, il suffit d'adapter l'exercice. Par exemple, je souhaite acquérir un appartement : est-ce que je dispose des moyens financiers nécessaires ? Oui ou non.

3. C'est au troisième niveau qu'il nous faut nous connecter à nos émotions. Est-ce que j'aime ceci, est-ce que j'aime cela ? Est-ce que j'aime mon travail ? Pour le cas d'un appartement, est-ce qu'il me plaît ? Est-ce que j'aime ce quartier ?

4. On en arrive à la parole : est-ce que je parle facilement de ce sujet, de cette sphère ? Si non, pourquoi ? Je dois communiquer avec les gens qui m'entourent, ils doivent savoir ce que je fais et pourquoi. Le fait de parler permet de s'exprimer et donc de donner vie à notre sphère. Bien sûr, si notre sphère est personnelle ou sensible, je réfléchis bien avec qui je vais en parler.

5. Est-ce que cela comblera mes besoins ? Mes attentes ? Est-ce que j'y trouve mon compte ? Il est important de se poser ces questions, cela n'a rien d'égoïste. Bien souvent, dans notre éducation, on nous apprend à nous servir en dernier, et dès que l'on pense un peu trop à soi, on peut avoir des personnes qui nous jugent « égoïste », cela peut laisser des traumatismes. Ce qui compte, peu importe si l'on se sert en premier ou en dernier, c'est d'avoir sa place, d'avoir sa part et de s'en assurer. Cette étape est là pour définir si on existe bien dans ce projet, dans cette sphère, dans cette partie de dualité avec qui l'on veut faire la paix. Si on s'investit dans un projet où on ne gagne rien (reconnaissance, liquidités, échanges, etc.), cela créera un déséquilibre dans le temps.

Pour ma part, cette conception m'a beaucoup aidé et c'est un garde-fou contre le syndrome d'autodestruction. Ainsi, en me posant cette question pour chaque nouveau projet, je m'assure bien que j'ai ma place et que j'y trouve mon compte.

6. Je prends conscience des avantages et des contreparties, puis je fais un choix en conscience. Le but ici est de poser le sujet, prendre du recul, et en faire le tour sur 360°. Par exemple, pour le projet de créer une entreprise, je prends ce recul

nécessaire et j'essaie d'identifier les avantages, qui pourraient être : sentiment de liberté, accomplissement personnel et professionnel, plus de rémunération, réaliser ce qui me tient à cœur, voler de mes propres ailes, construire un projet à plusieurs… Et j'identifie également les contreparties : frontières de la vie privée attaquées, cautions personnelles pouvant mettre en danger ma famille, épuisement, frustration, échec, subir des conséquences au-delà de la frontière du professionnel… Plus on en trouve, mieux c'est, et une fois fait, je m'imprègne consciemment des avantages, des risques, des contreparties, je me projette si je le souhaite, puis je prends ma décision. Ainsi, en remplissant bien cette étape, on se protège d'une quelconque déception future.

Dans ma vie d'entrepreneur, j'ai eu plusieurs phases de démotivation prononcées parce que je n'avais pas fait le choix en étant conscient des enjeux, des risques, ni des responsabilités associées.

7. On avance, mais ce n'est pas encore fini. Nous avons des oreilles et il est important de s'en servir. Je dois rester à l'écoute de l'écho, de ce qui revient à moi. Je dois tenir compte des avis extérieurs sans pour autant me laisser influencer. Dans un choix d'association avec quelqu'un, par exemple,

on peut nous prévenir que la personne n'est pas dans nos valeurs. Et si nous sommes en dualité intérieure, on prendra sûrement ces remarques comme désobligeantes et il est possible qu'on n'écoute pas. Une mise en garde ne doit pas forcément remettre en cause nos choix, cependant, nous nous devons de nous protéger. Dans le cas présent, il suffit d'en parler avec l'associé(e) choisi(e) et de rédiger un pacte d'associé prévoyant toutes sortes de protocoles adaptés à nos mises en garde.

8. Je comprends. Normalement, quand on arrive à cette étape-là, on est censé comprendre ce qui se passe dans notre être et nous sentons la résonance avec la sphère concernée. C'est à cette étape qu'on s'approprie pleinement le sujet, on le maîtrise, on le connaît et on sait pourquoi il est en phase avec nous.

9. C'est l'accomplissement. À cette 9e étape, la sphère que j'ai choisie est alignée sur celle de mon soleil. Elle est maintenant connectée à ma source et ne pourra pas être déstabilisée par les événements extérieurs.

À ce niveau-là, nous ne sommes pas encore en harmonie, puisque pour que ce soit le cas, il manque deux étapes. La première est la congruence de toutes les sphères sur celle du soleil, celle de la raison d'être qui est propre à chacun(e). La seconde, nous la découvrirons bientôt.

Je termine l'exercice sur la sphère du « Moi Spiritualité » en restant centré sur mon soleil :

1. Le Moi spirituel est en accord avec mes valeurs et ma raison d'être.
2. Je dispose des connaissances nécessaires grâce à l'enseignement que j'ai reçu pour ne pas me perdre.
3. Je prends un immense plaisir à travailler ce sujet.
4. Tous mes cercles de relations en sont informés et je l'assume.
5. J'éprouve un besoin de rendre ce que j'ai reçu, j'y trouve donc mon compte.
6. Je prends conscience des avantages et des contreparties de mon « Moi Spirituel », et je fais mes choix en conscience : épanouissement personnel, mission de vie, accord avec moi-même, choc de culture, rejets possibles, être jugé, critiques.

7. Ça raisonne dans tout mon corps, quelques mises en garde extérieures de protection, des retours positifs, bénéfiques et constructifs.

8. Je comprends le sens, l'intérêt et cette sphère fusionne avec moi.

9. Je reconnais l'alignement de cette sphère à mon sens, je puise l'énergie dans mon soleil.

Maintenant que j'ai passé au crible les deux sphères autrefois en dualité, je peux les aligner sur un dessin pour visualiser la symbolique d'alignement. Si elles sont pleinement alignées, alors mes systèmes sont en congruence, étape-clé pour notre quête d'harmonie.

Il se peut que les sphères choisies ne soient pas totalement alignées, qu'il y ait des « conditions ». Ce qu'il reste à faire dans ce cas, c'est travailler sur ces sujets qui sont ressortis afin de peu à peu les ajuster.

Mes sphères sont-elles en congruence ?

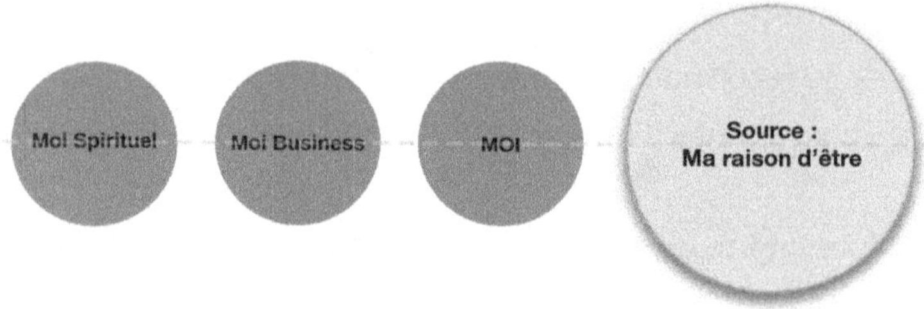

Ce sentiment me fait penser à une chasse au trésor où une énigme peut parfois nous faire tourner en rond durant des heures, on a l'impression de passer à côté de quelque chose, on marche des kilomètres, et puis vient un moment où l'on sent que l'on a trouvé la voie, que l'énigme n'est plus un mystère et on fonce avec clairvoyance vers la destination. Cette énergie qui nous anime à cet instant-là est celle que l'on peut ressentir quand tous nos systèmes sont en congruence.

ÉQUILIBRE ÉMOTIONNEL

L'équilibre émotionnel est un état d'être qui se caractérise par une attitude neutre vis-à-vis des aléas de la vie. Néanmoins, il ne faut pas confondre avec l'état que peut vivre une personne qui s'est coupée de ses émotions et qui ne vit que dans sa tête. L'émotion, c'est ce qui fait de nous un être vivant. Chacune d'elle a une énergie bien particulière et l'équilibre émotionnel, dans le sens où je l'entends, c'est avant tout d'être pleinement connecté à nos émotions pour se sentir en vie. Le but de cette quête n'est pas d'atteindre l'équilibre parfait et de combler l'intégralité de nos attentes et déséquilibres. Ce chemin serait plutôt celui de l'illumination, et celui que je vous propose ici, c'est celui de l'harmonie.

Comprendre sa dimension de cœur demande beaucoup de travail personnel, et de mon point de vue, je conseille un accompagnement par un psychologue, un thérapeute ou un enseignant de Yoga tibétain autrefois réservé aux yogis.

Ce chapitre est une dimension complexe et qui connaît peu de limites, je vais donc tenter d'être bref et concis dans mon explication. Ce dont nous avons besoin pour avancer, c'est de devenir conscient de nos déséquilibres émotionnels afin de ne pas être en réaction dans notre vie, mais plutôt d'agir en conscience. Évidemment, plus on ira en profondeur, plus on touchera de près cette béatitude que tant d'êtres sur le chemin de la spiritualité recherchent.

Tout comme les neuf étapes précédentes pour atteindre la congruence, je partage neuf des outils que j'utilise permettant de prendre conscience des différentes distorsions que nous pouvons avoir en chacun de nous. Le simple fait de faire remonter à la surface des zones d'ombre de notre vie permet bien souvent de prendre le pouvoir sur soi et de se rapprocher de son équilibre émotionnel.

Voilà donc neuf des clés que j'ai pu utiliser et attitudes que j'ai pu avoir, certaines pour identifier mes déséquilibres et d'autres pour agir sans en créer de nouveaux :

1. Identifier les principales attentes que l'on peut avoir des autres et les écrire pour en prendre conscience.

2. Explorer nos rêves d'enfant et d'aujourd'hui pour identifier nos désirs cachés.

3. Identifier nos excès et les compensations associées. Le plus simple est de dessiner un tableau avec deux colonnes et de se mettre à l'œuvre.

4. Pour les achats, se focaliser sur ce dont on a besoin plutôt que sur ce dont on a envie. Ça permet de ne pas être « le pantin » de nos déséquilibres émotionnels.

5. Découvrir d'où vient notre plus grand besoin de reconnaissance.

6. Ne pas vouloir absolument la paix intérieure, l'équilibre émotionnel ou l'harmonie. Ils ne se commandent pas, ils sont le résultat d'un travail personnel. Quand on veut trop quelque chose, nous avons tendance à l'attendre et à ne plus « vivre » l'instant. Or, nous avons le pouvoir de créer notre avenir, et celui-ci ne s'exerce que dans le moment présent. Il n'aura aucun effet sur nos projections du futur.

7. Identifier sa blessure principale. J'ai travaillé ce sujet avec l'outil d'Ennéagramme[23] et j'ai également bien aimé le livre écrit par Lise Bourbeau[24], « *Les 5 blessures qui empêchent d'être soi-même* ».

8. Créer un lien avec ses émotions et s'assurer que l'on n'a pas créé de dualité avec celles-ci. Nous pouvons refaire l'exercice de la congruence avec nos émotions dans les sphères, car on a souvent tendance à rejeter des parties de nous dont ne nous sommes pas fiers. J'ai souvent entendu des personnes dire : « Désolé, j'ai laissé parler ma colère, ça m'a mis hors de moi, mais ce n'était pas moi ». Et j'ai eu plusieurs fois la lourde tâche de leur dire que c'était bien elles, sous l'influence de leur(s) émotion(s). Nous ne devenons pas une autre personne quand nous nous laissons submerger par nos émotions négatives, le principe d'exclure une partie de soi construit une dualité entre soi et l'émotion concernée. Il y a des outils très simples pour reconnaître nos émotions

23. L'Ennéagramme est un modèle de la structure de la personnalité humaine.
24. Lise Bourbeau est une femme dynamique à l'esprit décideur. Auteure de 26 best-sellers, Lise Bourbeau compte parmi les auteurs les plus lus dans tous les pays francophones.

et les atténuer avec le temps. Je partage une des techniques que j'ai longtemps utilisées :

a. Observer cette émotion qui vient à nous

b. Lui parler mentalement : *Chère émotion de...*[25], *je te vois, je te reconnais, je t'honore, je te demande pardon de t'avoir rejetée et je te remercie d'être là.*

c. Au fil du temps, quand l'intensité diminue, c'est bien d'aller plus loin : *Chère émotion de..., que fais-tu en moi ? Pourquoi es-tu là ? De quoi tu te nourris ? Qu'est-ce que j'ai besoin d'apprendre de toi ? Sur quoi je peux t'aider ?*

Ainsi, l'emprise de nos émotions sur nous s'estompe peu à peu, jusqu'à ce que ça devienne supportable.

Dans le « b », je vais préciser ce que chaque mot signifie pour le langage inconscient :

– « Je te vois » est un code pour dire à l'émotion : *je te vois parce que tu existes à travers moi, sinon je ne te verrais pas.* On ne peut voir quelque chose à l'extérieur que l'on n'a pas soi-même. On ne peut voir la haine que si nous avons connu celle-ci, on ne peut voir une beauté que si on la détient

25. Dire le nom de l'émotion : peur, colère, tristesse...

à l'intérieur de nous, on voit ce que l'on est, tout simplement.

– « Je te reconnais », nous fait nous réapproprier notre émotion. *Je reconnais que tu es en moi. Je reconnais que tu es à moi, je reconnais que tu es moi.*

– « Je t'honore » pour lui dire *je te fais de la place, je te laisse vivre à travers moi, je m'incline face à ta beauté, ton énergie.* Qu'elle soit bonne ou mauvaise, cette énergie est à moi et je ne dois pas la rejeter, sinon, c'est elle qui se jouera de moi.

– « Je te demande pardon », c'est pour s'excuser simplement pour toutes ces fois où j'ai rejeté mes émotions dont je n'étais pas conscient. Il est possible de passer une grande partie de son existence en étant coupé d'une ou plusieurs de ses émotions, ça a été mon cas avec la tristesse. Je pense que j'ai grandi sans avoir accepté chaque situation qui a fait émerger de la tristesse en moi. Des dizaines d'années plus tard vient le jour où je travaille sur moi et apprends par cette technique à laisser vivre la tristesse en moi. C'est bien, mais cette tristesse, je l'ai rejetée pendant très longtemps de manière inconsciente, automatique. Je dois donc lui demander pardon pour cela, pour tout ce temps où elle n'a pas vécu à travers moi. Je fais un aparté vu que j'explore un point qui peut être sensible, nul besoin de se sentir coupable et de s'entourer de la culpabilité. Elle n'a pas sa place ici.

– « Je te remercie », c'est pour accueillir cette nouvelle énergie qui vient nous compléter. Quand on est remercié, on se sent utile. Je reviens à nouveau sur le point que nous devons reconnaître en nous toutes nos émotions, autant celles que l'on perçoit positives que celles négatives. Être humain ne veut pas dire être parfait, ne vouloir que du positif nous amène à être une personne déséquilibrée. Lors de mon parcours de vie, une des grandes révélations qui a changé mon regard et ma conception du monde, c'est qu'une personne déséquilibrée dans le positif fait autant de mal à elle-même et aux autres qu'une personne déséquilibrée dans le négatif. Pourquoi dis-je cela ? Eh bien, c'est assez simple tout compte fait. Pour plus de compréhension des altérités, je vais accentuer une histoire que j'ai vécue. Dans ma jeunesse, j'ai beaucoup aimé les mangas de super héros et je me projetais souvent dans le rôle du héros, celui qui représente le bien. À tel point que j'avais identifié les émotions négatives utilisées par « les méchants » comme « le côté obscur de la force ». Et vu que j'ai grandi sans vouloir ces émotions, je n'ai pas appris à les contrôler et à vivre avec. J'ai programmé mon cerveau avec une perception faussée d'un fonctionnement pour être du côté des gentils. Or, au fil des années, ces émotions agissaient malgré moi, sans en être conscient, puisque je ne les voulais pas. C'est quand j'ai compris cela que j'ai changé la conception de ma réalité, et ma nouvelle réalité intègre aujourd'hui toutes mes émotions. Il n'y a ni gentil ni méchant, pas de dualité si l'on est équilibré intérieurement.

9. Être vigilant quant au pouvoir que nous avons dans nos mains : *« le pouvoir pour servir, non pour dominer »*[26]. Le pouvoir peut nous amener à un déséquilibre dangereux à la fois pour nous et ceux qui nous entourent. Durant mes premières années d'expérience en tant que dirigeant, c'est une des leçons que j'ai eues du mal à apprendre. J'avais un problème avec le pouvoir et j'avais toujours eu une dent contre ceux qui l'utilisaient mal, alors je rejetais le mien et ne faisais pas preuve d'autorité. Inconsciemment, je pensais que j'avais une autorité naturelle suffisante, mais

26. Une citation utilisée par un ami tout le long de sa carrière dans une entreprise internationale.

ce n'était pas le cas et ce sont d'autres personnes autour de moi qui l'utilisaient à ma place. Après un conflit, je me suis séparé de mon collaborateur, pensant que c'était lui le problème ; puis un autre a pris sa place, et ainsi de suite jusqu'au troisième. Je n'étais pas encore dans mon parcours spirituel et était encore un innocent jeune homme totalement ignorant du fonctionnement de la vie. Et c'est seulement au 3e que j'ai retourné le problème contre moi et que j'ai commencé à travailler le sujet. Il s'en est passé du temps entre le problème et ma prise de conscience que j'étais la source du problème. Pour résoudre mon cas, il m'a seulement fallu m'approprier mon pouvoir et mon autorité. Je n'aimais pas la façon dont les autres usaient de celui-ci et je m'en prenais à eux, alors que c'est parce que je rejetais ce pouvoir qu'ils avaient la possibilité de l'utiliser. C'était donc moi, le responsable. Depuis cette prise de conscience, je l'utilise pleinement et selon mes valeurs. Je ne laisse pas le loisir à d'autres que moi d'en user à mauvais escient.

Au cours de mon développement spirituel, j'ai dû travailler ces différentes étapes et expérimenter chacune d'elles en profondeur. C'est un engagement qui est profond et tellement enrichissant. Chaque clé que l'on découvre, chaque sagesse acquise est un cadeau que l'on peut partager avec les autres. Et ainsi, on s'entraide pour ne jamais se sentir seul sur notre sentier.

Ces outils sont cependant suffisants pour venir effleurer l'équilibre émotionnel et se protéger ainsi des conséquences d'une distorsion sur ce plan. Imaginez quelqu'un qui gagne une grande somme d'argent au loto : cette personne, n'étant pas équilibrée émotionnellement, peut devenir le pantin de ses désirs inassouvis ou alors déclencher une forte dualité intérieure qui la coupera de son humanité, et donc de ses protections naturelles. Cet exemple démontre pourquoi l'équilibre émotionnel est important.

Avant de conclure ce sujet, il me vient l'envie de partager une petite histoire inspirée d'un séjour au Pérou :

« À l'aube des premiers signes de faiblesse, l'aigle se réfugie dans un endroit sûr, le plus haut possible dans la montagne. Ses plumes, bec et griffes tombent et il patiente lentement jusqu'à ce que repoussent un nouveau bec, de nouvelles griffes et un nouveau plumage. Cet acte manifeste son pouvoir, sa capacité à se renouveler lui-même malgré les années, les épreuves, les combats menés et les différentes agressions extérieures qu'il a pu subir des éléments.

Après sa résurrection, il se remet à voler, mais avec plus de sagesse, au-dessus des tempêtes, traverse les difficultés, les franchit et retrouve toujours un ciel calme. Quand les corbeaux le dérangent, il vole encore plus haut, à des hauteurs où ils ne peuvent voler. »

En tant qu'être humain, nous pouvons symboliquement faire la même chose, nous ouvrir à la spiritualité, nous mettre à nu, laisser mourir ce qui n'a plus sa place en nous, nous libérer des liens toxiques que nous entretenons, nous découvrir, nous régénérer et reprendre le cours de notre vie avec beaucoup plus de sagesse.

Maintenant que nous avons avancé sur le chemin, nous savons que les combats à mener le sont contre nos parts obscures, et non contre les autres.

« Quand le faucon combat l'aigle, l'aigle ne se bat pas parce qu'il est sage, il sait qu'il est beaucoup plus fort, il sait avec quoi et avec qui il doit se battre. C'est pour ça qu'il vole vers le soleil, parce qu'il sait que le faucon ne supporte pas sa lumière. »

L'HARMONIE

Lorsque nous travaillons sur l'alignement de nos différentes sphères, quand tout semble à sa juste place dans notre vie, nous commençons à nous sentir en harmonie. La dualité intérieure qui se manifestait par des conflits extérieurs avec d'autres mondes et d'autres personnes a disparu. On se sent bien avec soi-même, et cela dans chaque monde dans lequel nous avons une place, aussi bien à la maison que dans son travail, ses loisirs, avec ses amis, avec sa famille. Mais pourquoi la congruence n'est-elle donc pas suffisante pour atteindre l'harmonie dans notre vie ? J'ai envie de dire qu'après ce travail d'alignement, nous la sentons, nous commençons à la percevoir et à constater les premiers effets de sa douceur dans notre vie. Les relations avec nos proches évoluent, nous nous sentons mieux dans chaque sphère, donc nous gagnons de la confiance et l'on se sent transporté puisque nous servons une cause bien plus grande que celle de notre ego. C'est comme si tout prenait sens dans notre vie.

Ce matin, alors que je suis encore endormi, je repense à cette pluie qui dure depuis des mois sans même me laisser apercevoir le soleil. Cette nuit a été des plus profondes, je suis dans mon duvet et je ressens qu'il s'est passé quelque chose durant mon sommeil, comme si le voile qui m'entourait s'était entièrement dissipé en une seule nuit. J'ouvre les yeux au réveil et j'aperçois ces rayons de soleil qui passent entre les rideaux, je prépare peu à peu mes yeux à recevoir une plus grande quantité de lumière. Après un temps d'adaptation vient le moment où je me sens prêt, je me lève pour ouvrir les rideaux et laisser ces rayonnements pénétrer à l'intérieur de ma chambre, de ma maison, de mon corps, de mes systèmes et de mes énergies. Je lâche pleinement prise sur cet instant, vivant pleinement le moment. Le rayonnement est à son comble, je le constate en sortant. Les oiseaux chantent et volent dans tous les sens. Je me retrouve sur la terrasse en bois, un oiseau se pose sur la barrière métallique devant moi et me regarde avant de s'envoler à nouveau. Juste le temps de me délivrer un message : « Il est temps, vis cet instant magique, laisse tout ce que tu portes derrière toi et ressens la légèreté de nos chants, laisse-toi porter par le vent afin qu'il te nettoie, vole au-dessus de cette eau qui est devenue paisible, regarde cette loutre traverser le rivage avec ses petits qui la suivent, elle leur montre le chemin, elle te montre le chemin ». Je suis pleinement connecté à mes sens et j'observe l'inflorescence des pappus qui volent partout autour de moi et qui touchent gracieusement le reflet de l'eau à quelques mètres de là où je me tiens. C'est le printemps, fleurs et arbres commencent à germer, laissant imaginer tant de couleurs à venir ; je m'imprègne de cette plénitude, les rayons du soleil viennent assécher les sols détrempés, viennent assainir toute la matière qui m'entoure, l'humidité s'évapore et je profite de cette odeur de bois trempé en train de sécher. Le lac devant moi est tellement calme que je peux observer le paysage à travers le reflet de l'eau, je ressens l'harmonie à l'intérieur de moi, mes émotions, calmes et libérées de leur enfermement, me permettent de dépasser les frontières ; à cet instant précis, je ne sais plus si je suis en train d'écrire ou si je chante le chant des oiseaux, si c'est la brise qui vient effleurer ma joue ou si c'est moi qui viens l'effleurer. Je suis là, comme le lézard à côté de moi, à profiter de la beauté que m'offre la vie par ce film que je vis en ce moment. Je lève à présent la tête et je perçois quelques nuages légers au loin, presque transparents, juste pour me rappeler que les épreuves sont maintenant loin et qu'est venu le temps de savourer cette harmonie, de l'expérimenter dans mon existence d'être humain.

Je me sens en paix, en sécurité, mon ego est dorénavant conscient de ses limites et sait que j'ai grandi, qu'il n'a plus besoin de me protéger de mes dualités, elles ont disparu, je vis cet instant en harmonie avec ce qui m'entoure, tout ce qui vient à moi trouve la porte ouverte et peut se réfugier quelques instants avant de repartir pour, peut-être, ne jamais recroiser mon chemin, mais nous serons liés, car il aura reçu un cadeau à l'intérieur et aura laissé l'empreinte de son passage.

À cet instant passe une musique joyeuse, l'envie de danser me prend, alors je me lève, libère mon clavier quelques instants pour faire ce qui me vient de l'intérieur. Je ressens mes énergies circuler en moi, les frissons qu'elles me procurent de la tête aux pieds, la peau de mes joues pétille, des bulles de joie circulent dans tout mon corps et je profite à nouveau en conscience de cette nouvelle expérience. Je prends le temps de vivre, de ressentir ce qui remonte de mes tripes, de sentir mon corps vibrer, bouger, exister.

Je ne ressens plus la peur des prochaines tempêtes ni des prochaines périodes nuageuses, car je sais maintenant comment les aborder. Je les attends, patiemment, mais qu'elles prennent leur temps, j'ai pour le moment envie d'expérimenter cette harmonie avec moi-même et ce qui m'entoure.

J'ai maintenant suffisamment d'outils et d'équipements pour traverser les prochaines épreuves. Dès l'arrivée des prochaines pluies, je devrai apprendre une nouvelle chorégraphie pour danser en harmonie avec elles. Je danserai avec mes émotions équilibrées, je ferai faire du tango à ma colère et je danserai un slow avec ma tristesse, je ferai du rock avec ma joie, du jerk avec mon anxiété, de la danse orientale avec mon burn-out, du pipeau avec mon malaise, un ballet avec la confusion et aussi, pourquoi pas, un disco avec la nostalgie.

Qu'a amené l'harmonie entre le business et la spiritualité dans mes entreprises et dans ma vie ?

Ces deux sphères servent désormais ma raison d'être et celle des entreprises où j'ai la chance d'être désormais considéré comme un leader.

Le fait de se sentir en état d'harmonie amène un sentiment de sécurité. Ce qui me permet maintenant d'aborder les problématiques plus en profondeur de ce que j'osais auparavant. J'aborde maintenant beaucoup des problématiques sous le caractère émotionnel. Un exemple : quelle est ma douleur par rapport à la problématique actuelle ? Cette question aura été le déclencheur d'une nouvelle ère dans mes entreprises. Ma douleur au moment précis où je touchais du bout des doigts à l'état d'harmonie était celle-ci : je constate que j'ai beaucoup travaillé sur moi, évolué et acquis de nouveaux automatismes vertueux, que je coache régulièrement à l'extérieur, anime des formations et des commissions dans différentes associations de dirigeants d'entreprises, que je partage mon expérience « à l'extérieur », et que j'en fais peu « à l'intérieur » de mes entreprises, dans ma famille. Ce constat est dur, mais je l'accepte, et pour ne pas me laisser ronger par la culpabilité, je mets immédiatement des actions en place aujourd'hui pour faire en sorte que demain soit différent.

À ce moment-là, je termine de compléter le support de travail sur le comment et sur quoi agir pour éliminer ma douleur… Je passe les détails et lance une phase de travail de groupe dans l'entreprise. Je constitue un comité de direction plus vaste que le dernier et j'intègre des personnalités différentes et variées dans l'entreprise. J'ai fait appel à des coachs en leur donnant une mission bien précise : faire en sorte que chacun des membres du CODIR[27] trouve son propre leadership naturel et sa mission dans l'entreprise. Chaque personne est unique et a un potentiel caché, je souhaitais donc construire une équipe unique avec chacun une place à la table ronde. « Meilleurs leaders, meilleure équipe ». Et c'est tous ensemble que nous avons défini la raison d'être de l'entreprise, nos valeurs et notre vision. Tout comme sur le principe de la spiritualité, le but n'était pas de prendre un modèle pour travailler dessus et l'appliquer à notre structure, mais au contraire de construire la globalité de notre système de fonctionnement, ce afin qu'il soit en congruence avec tous nos collaborateurs, avec nos partenaires et nos clients.

---

27. COmité de DIRection.

Si la spiritualité est un chemin vers soi, à la découverte de soi pour d'abord se guérir, puis se connaître, se renforcer pour enfin s'éveiller et s'émerveiller dans le monde, alors pourquoi n'applique-t-on pas plus ce principe dans nos entreprises, dans nos sociétés, dans tout ce que nous construisons ensemble ?

Bien sûr que si nous poussons le principe jusqu'au bout, nous ferons remettre en cause beaucoup de croyances et de fondations de notre éducation, tout ce qui nous a construit, tout ce dont nous nous sommes nourri depuis notre enfance, à l'école, à l'université, les livres que nous avons pu lire, les formations que nous avons suivies. Mais n'oublions pas que la spiritualité n'est pas un outil de révolution, bien au contraire, elle est un outil d'alignement, d'équilibre et d'harmonisation de nous avec tout ce qui nous entoure. Je ne pense pas que nous soyons là pour changer le monde, d'ailleurs, beaucoup qui ont suivi ce chemin ne sont plus là pour en parler et n'ont pas eu de seconde chance. Sans aucune prétention, changeons-nous nous-même, nous ne pouvons agir que sur nous-même, et au lieu de vouloir influencer les autres, dépassons nos dualités, mettons-les au service d'une cause qui nous dépasse, équilibrons et laissons la place à nos émotions, vivons l'harmonie dans nos vies et laissons déborder la joie et la sérénité émanant de notre être, et peut-être qu'à ce moment-là, nous inspirerons des personnes qui croiseront notre chemin. Cela me semble déjà bien suffisant.

La spiritualité nous connecte à tout ce qu'il y a de plus humain en chacune et chacun de nous. Placer la spiritualité au centre de nos entreprises, au centre du business, nous amènera indéniablement à replacer l'humain et le vivant au centre de toutes nos attentions. Ainsi, l'échec ne sera plus jugé puisqu'il sera une étape de l'apprentissage, nous mettrons en avant les dépassements de soi derrière les résultats commerciaux, nous ne parlerons plus de bien-être en entreprise, car ce sera une base pour toute organisation et nous limiterons les dépressions, burn-out et toute maladie associée au mal-être et au stress.

De plus, pour l'avoir expérimenté et avoir échangé avec un grand nombre de leaders, on remarque précisément que plus nous accordons d'importance à tout ce qui touche de près et de loin à l'immatériel de nos entreprises, plus nous laissons de place à l'humain, et plus les résultats financiers s'améliorent. Je terminerai ce chapitre par l'exemple d'une des personnes qui m'a le plus inspiré dans mon chemin, et par la même occasion, je rends hommage, tout en préservant sa discrétion, à son formidable projet de vie. Il a eu une carrière d'entrepreneur et de dirigeant dans une entreprise internationale et a mis l'humain au centre de son entreprise, il a veillé à maintenir une moyenne d'âge de trente-trois ans des centaines de collaborateurs qui l'entourait. Il a appliqué beaucoup de sagesses spirituelles dans son organisation et a consacré sa carrière à être au service de trois parties : ses clients, ses employés et ses actionnaires. Les résultats étaient aussi partagés en trois tiers : le premier pour l'entreprise, dont une partie était affectée à la recherche et au développement, le second aux salariés, sans plafond, et le troisième aux actionnaires. Et avec ce modèle équilibré et respectueux de chaque partie prenante, son entreprise a longtemps été la première, non pas en chiffre d'affaires, mais en rentabilité grâce à ses nombreuses innovations. Une preuve bien formelle que replacer la spiritualité comme base de tout système économique est bénéfique pour toutes les parties prenantes.

RÉSUMÉ

« Nous rencontrons les personnes que nous avons besoin de rencontrer. »

« Nous vivons les situations que nous devons expérimenter, nous apprenons ainsi des leçons bien spécifiques à chacun et nous évoluons. »

« Nous avons la responsabilité individuelle de nous préserver avant tout, parce que si nous ne sommes pas dans un état équilibré, nous ne serons pas en mesure d'aider nos prochains. »

« C'est grâce à nos plus grandes épreuves personnelles que nous pourrons rentrer en contact avec notre essence même. Nos actes durant une crise en diront long sur qui nous sommes et où nous en sommes quant au degré d'évolution de notre taux d'humanité. »

Ce sont plusieurs principes dont j'ai été le témoin dans ma vie, et si nous les appliquons au domaine de l'entreprise, cette réalité nous met dans une posture d'humilité et d'apprentissage permanent qui nous détache des objectifs dits « matériels ». Ce qui compte pour moi, c'est vivre, expérimenter, évoluer, prendre du plaisir malgré les circonstances en dansant sous la pluie, vivre des relations sincères et apprendre la leçon de chaque épreuve. Et je considère que si je travaille bien, la récompense matérielle et financière suivra si l'on en éprouve le besoin. Les réalisations en la matière ne sont pas une finalité en soi, quand je mourrai, je repartirai là d'où je viens sans mon corps physique. Ce que j'amènerai avec moi n'est que plus subtil : mes émotions, les différents liens des relations vécues, mes dépassements de soi, mon âme.

Ce qui compte pour mon âme, c'est l'évolution et le rapprochement de son équilibre. Je viens sur Terre pour expérimenter l'être humain à travers toutes les épreuves de mon existence, tant que le flux de la vie coulera dans mon corps, mon but est de repartir en ayant évolué. Jusqu'à aujourd'hui, je peux considérer que j'ai appris quelques leçons qui ont fait évoluer ma conscience, et donc mon âme, par effet direct. J'ai vécu le fait de tout avoir à un moment et ne plus rien avoir quelque temps plus tard, j'ai donc appris ce que ça fait et qu'il n'est pas mon but ici, sur Terre, de tout avoir, qu'il est bon de partager, que la finalité est dans l'expérience vécue pendant le travail et non une fois terminé, qu'après le « tout », il y a le « rien », que la confiance en soi s'acquiert par l'exercice.

J'ai vécu également la dualité intérieure en étant témoin des dégâts causés à l'extérieur et dans mon esprit, j'ai appris que l'on ne peut voir que ce que l'on est, que la dualité est une illusion créée par notre ego et notre mental pour entre autres se différencier ou nous protéger d'une douleur. Que lorsque nous sommes en souffrance, nous ne pouvons voir l'autre dans sa globalité, que nous ne percevons qu'une infime partie de son être à travers nos filtres. Que ce n'est pas l'autre que l'on voit, mais la partie de nous avec laquelle nous ne sommes pas en harmonie.

J'ai appris que nous vivons tous dans une multitude de mondes parallèles, aussi bien sur le plan personnel, que social ou sociétal, et que plus nous créons de limites entre ces sphères, plus nous les différencions et plus nous donnons à notre ego des moyens d'accentuer ces dualités ; que notre point de vue change, que ce qu'on aimait, on ne l'aime plus, que ce qu'on estimait, on estime plus... Et que pour s'en débarrasser, il fallait d'abord les identifier, pour ensuite les remettre en phase, c'est-à-dire en congruence, et enfin les mettre au service d'une cause plus grande que soi pour dépasser l'ego et profiter ainsi de l'harmonie.

J'ai appris que l'équilibre émotionnel était indispensable pour maintenir cette harmonie précédemment trouvée, que l'on a beau avoir tout ce que l'on désirait, si l'on n'est pas équilibré, il en faudra peu pour que de nouveaux désirs naissent et nous fassent perdre en peu de temps tout ce que l'on possède.

J'ai vécu ce que l'on appelle « le syndrome de l'imposteur », j'ai cru pendant longtemps que ma mission était de sauver les emplois de mes collègues et qu'une fois fait, la vie allait m'appeler pour une autre cause. Cette attente, qui était bien logée au fond de moi, m'empêchait de m'intégrer pleinement dans mon entreprise d'abord, les suivantes par la suite, et enfin dans le monde du business tout entier. C'est une des causes qui m'a conduit à préférer la spiritualité au business : vu que je ne me considérais pas fait pour être dirigeant, quand j'ai découvert un autre monde où je me suis senti comme un poisson dans l'eau, je l'ai identifié comme un signe et un nouveau chemin à suivre. Aujourd'hui, grâce à cette leçon, je mets au service mes compétences-clés pour créer autour de moi un écosystème porteur de sens pour les futures générations, et je me sens entièrement légitime à être considéré comme un Dirigeant Entrepreneur Conscient.

Dans ce principe spirituel que j'expérimente, la finalité matérielle me sert de repère et me livre des indicateurs concrets. Et en retour, la spiritualité me permet d'ouvrir ma conscience et de faire évoluer ma conception du monde de l'entreprise. C'est donc un contrat équilibré où chaque partie nourrit l'autre.

On peut bâtir un empire, mais si c'est en trichant, en dénigrant les autres, ou encore en détruisant peu à peu la planète et ses ressources naturelles limitées, ceux qui restent n'éprouveront aucun mérite à suivre cet exemple, ils le blâmeront même. La génération dont je fais partie, dite « Y », ainsi que les suivantes, sont au cœur de cette démarche. Nombreuses sont les études sur l'analyse comportementale de ces nouvelles générations, et le constat doit être fait des difficultés à les décrire, à identifier clairement ce qui les motive profondément. Je peux en déduire que dans les outils d'analyses conventionnels, la spiritualité n'existe pas encore : est-ce un sujet tabou ? Il faut changer de registre pour les comprendre. Ces jeunes, dont je me permets de parler légitimement par le simple fait que j'en fais partie, sont connectés à leur conscience, ils sont nés avec cette nécessité spirituelle. Beaucoup ne le savent peut-être pas encore, le monde n'est pas « câblé » comme cela et peut-être n'ont-ils pas encore la possibilité de dévoiler leur potentiel. Combien de fois ai-je pu constater les différents écarts de vision avec des êtres qui sont et ne sont pas dans un chemin conscient, qui vivent leur existence sans trop se poser de questions, qui se rattachent à la matière et non à leur raison d'être ? Ces écarts sont la manifestation d'un changement de paradigme en profondeur, ils sont le reflet d'une autre époque. Tout comme nos ancêtres qui ont vécu la révolution copernicienne au XVIIe siècle, aujourd'hui, nous avons besoin de vivre cette révolution intérieurement et que chacun puisse se reconnecter à sa spiritualité. Je pense que c'est ainsi que le monde s'améliorera. Notre planète sera en harmonie avec l'espèce humaine, les technologies évolueront en respectant l'humain et l'écosystème, les choix d'investissements seront pour le bien commun, le taux d'humanité dans les entreprises s'élèvera et nous aurons tous quelque chose à y gagner, c'est garanti. L'évolution humaine étant longue, ceci ne pourra se produire qu'à travers plusieurs générations, mais je fais comme le colibri qui m'inspire : je fais ma part.

LES VALEURS MORALES QUI M'ANIMENT

La plupart de nos valeurs morales se construisent lors de notre éducation, quand on se confronte à autrui. Au fil du temps et des expériences positives et négatives que nous rencontrons, elles se modèlent, s'ajustent et ainsi, nous nous les approprions. Certaines se renforcent et deviennent nos fondamentaux ; certaines disparaissent et d'autres apparaissent au contact de personnes que nous estimons. Ce qui me fait penser à partager une précision importante sur les modèles que nous choisissons. Il est important d'avoir des modèles, des idoles, des sources d'inspiration, que ce soient des personnes réelles, fantastiques, de fiction, des animaux ou bien même des idéaux, des rêves. Pour ma part, je m'inspire sans cesse de ce qui m'entoure et quand je fais la découverte d'une attitude vertueuse qui peut s'appliquer à ma philosophie de vie, à ma raison d'être et à mes valeurs qui me sont propres, je l'applique par une action concrète afin de l'ancrer dans mon système comme un nouvel automatisme.

Nos valeurs morales font partie de nous, mais il est de la responsabilité de chacun de les entretenir et de les appliquer. Si nos actes ne sont pas en accord avec nos valeurs morales, alors nous les affaiblissons chaque fois un peu plus, jusqu'à ce qu'elles deviennent invisibles aux yeux des autres. Notre ego continuera de croire que ce sont nos valeurs, mais la réalité en sera tout autre, ce qui créera une nouvelle dualité, et la personne en face sentira une distorsion dans les vibrations de ce que nous exprimons.

Quelles sont donc à ce jour les valeurs morales qui me sont propres ? Celles que j'entretiens et que je m'efforce d'appliquer chaque jour pour maintenir cet équilibre dans ma vie. Quelles sont ces valeurs qui m'ont permis de développer mes entreprises et de créer et conserver une belle relation sincère avec la majorité des gens qui m'entourent ? Qu'est-ce qui permet aux autres de se sentir bien dans l'écosystème économique que nous avons construit ? Elles ne sont pas nombreuses, mais sont selon moi essentielles pour le chemin que j'ai choisi d'arpenter. Il n'y a pas d'ordre ni de priorité ou encore de préférence :

– L'Empathie : se mettre à la place de l'autre pour prendre une décision (exception des cas de litige, conflits où là, il ne faut pas d'empathie, au contraire).

– L'Écoute : écoute des signaux faibles et écoute des gens qui viennent me parler. Écouter ce qu'ils disent et aussi ce qu'ils ne disent pas.

– La Franchise : savoir dire les choses, dire ce que l'on ressent.

– L'Honnêteté : avec soi-même et avec les autres.

– S'exprimer clairement et synthétiquement.

– La Clarté dans les comptes de l'entreprise.

– La Reconnaissance : dans les affaires comme dans la vie, ne pas oublier d'où on vient et savoir reconnaître ce que l'on a reçu pour pouvoir rendre.

– La Présence : être présent quand les autres ont besoin de nous, pas seulement quand on en a le temps.

– Le Non-Jugement : ne pas juger les autres, ne pas se juger soi-même ; tout est expérience dans la vie, il n'y a pas de bon ou de mauvais choix, seulement des intersections avec des chemins à prendre. On arrivera tous au même endroit, dans cette vie ou dans une prochaine.

Certaines de ces valeurs peuvent être innées pour les uns et très difficiles pour les autres, et vice-versa. Il est bon de prendre le temps nécessaire à l'apprentissage afin de ne pas y revenir plus tard.

EXTERNALITÉS POSITIVES

Une externalité est l'impact non intentionnel qui est induit à la suite de la réalisation d'un projet. Dans mon cas, écrire ce livre.

Premièrement, avoir posé les choses par écrit m'a déjà permis dans le passé de me comprendre. Je ne l'ai pas précisé précédemment, mais tout a commencé quand j'étais dans la tourmente : je prenais des décisions qui ne me ressemblaient pas et je ne me reconnaissais plus. J'ai donc eu cette idée d'écrire. Je me suis dit que pour voir ce que j'étais devenu, je devais écrire sur le comment je vivais chaque jour, pour me lire ensuite avec du recul. C'est là que dès le matin, au réveil, j'allumais mon ordinateur et j'exprimais mon ressenti, je décrivais mes rêves, mes peurs, mes craintes, mes sentiments avant de commencer ma journée, et j'en faisais de même le soir avec le détail de ma journée à travers le « comment » je l'avais vécue. J'ai écrit durant vingt et un jours, puis j'ai fait une pause. J'ai laissé passer deux semaines environ et j'ai rallumé mon ordinateur, non pas pour continuer d'écrire, mais bel et bien pour affronter la personne que j'étais devenue. Je parle d'affront parce que j'avais peur de ce que j'allais découvrir. En me lisant, je suis passé par tous les sentiments qui peuvent exister : la honte, la peur, l'inquiétude, la tristesse, la joie, la folie, etc. Mais l'externalité positive de cet exercice, c'est que l'écriture a été comme un miroir exempt de tout jugement, un miroir de ma souffrance intérieure et de mon être intérieur qui avait perdu le contrôle et qui cherchait par tous les moyens à le reprendre. Un travail digne d'une thérapie profonde. C'est à partir de là que j'ai compris que le but n'était pas de reprendre le contrôle, mais de m'abandonner à la situation dans laquelle j'étais et de vivre tout simplement cette expérience. Ce que je définissais comme un échec avant cette lecture de mes vingt et un jours de thérapie était finalement devenu une expérience comme une autre. La peur de l'échec n'a plus eu raison de moi à partir de cette écriture.

Ensuite, le bénéfice incroyable que je reçois de tout le travail que la rédaction de ce livre m'a demandé. Que ce soit pour la mise en forme, pour le sujet de fond, pour décrire chaque étape de ma libération, expliquer pas à pas le chemin vers ce sentiment d'harmonie que je recherchais... autant de complexités qui m'ont permis d'aller puiser dans mes ressources, de dépasser mes croyances limitantes, aussi nombreuses fussent-elles, de mes années au collège.

Aussi, le fait de donner, à travers ce livre, un peu de ce que j'ai reçu, rétablit un certain équilibre et m'apporte un sentiment de paix et d'un certain accomplissement. Si je devais partir demain, je partirais en paix, car j'ai transmis une part de ma conscience, elle vivra à travers vous.

Et pour finir, avoir partagé une partie de mon existence, quelques-uns de mes succès et quelques-uns de mes échecs, m'amène à une prise de recul supplémentaire et me laisse un aperçu de l'essentiel : la dimension humaine dans le quotidien. La spiritualité m'a permis d'ouvrir ma coquille et de m'ouvrir aux émotions, à l'essentiel.

PARTAGE DE BONNES PRATIQUES

Écrire une lettre à la personne qui nous a le plus influencé dans notre vie :

1) Tout d'abord, prenez une grande inspiration en fermant les yeux ;

2) Pensez à la personne qui vous a le plus influencé dans votre vie ;

3) Lui écrire une lettre, l'appeler et la lui lire !

Le pouvoir de gratitude :

Durant cette période où j'étais victime de ma dualité, le temps m'a paru interminable. Et malgré les tumultes de l'acharnement, il faut tout de même tenir bon et ne pas sombrer dans la dépression. Le pouvoir de la gratitude m'a beaucoup aidé au moment où je ne voyais que du négatif dans ma vie. Je me suis inspiré de cette méthode en regardant un film intitulé « *Le secret* ».

L'objectif est de se connecter à cet état de gratitude et de créer une habitude qui nous amène à voir le bon côté en toute chose. J'aime beaucoup les minéraux ; de chaque pays que je découvre, je ramène quelques pierres naturelles en souvenir. Et pour m'aider à me connecter à cette énergie qui manquait en moi, j'ai choisi une pierre de petite taille afin qu'elle tienne dans ma poche et je l'ai reprogrammée en « Pierre de Gratitude ». Ce que j'appelle « reprogrammer », c'est l'intention que je donne à cet objet, à ce qu'il représente pour moi.

L'idée était donc de mettre cette pierre de gratitude dans ma poche, et la règle était la suivante : chaque fois que je touche cette pierre, je dois m'arrêter quelques secondes et remercier pour quelque chose qui s'est produit dans ma journée.

Il m'est déjà arrivé de la toucher plusieurs fois en peu de temps en prenant mon portefeuille, puis en le rangeant, puis en prenant mes clés de voiture, en les remettant, et ainsi de suite, et il faut respecter cette règle de remercier chaque fois. Au début, on est un peu rouillé, puis à force, ça devient plus fluide, jusqu'au jour où ça devient naturel, et quand on arrive à ce stade, on peut libérer la pierre de sa fonction, l'autoroute neuronale est créée et l'apprentissage est accompli.

Les affirmations :

Les affirmations sont puissantes, je les utilise encore aujourd'hui chaque matin avant le petit-déjeuner et chaque soir sous la douche. Elles sont bien sûr à adapter à soi et ce dont on a besoin. Je redonne les exemples cités précédemment dans le livre :

> Je suis (prénom et nom[28]) et je suis le leader de ma vie.
>
> Je suis (…) et je suis le leader de mes entreprises.
>
> Je suis (...) et je mets au service de mon entreprise ma spiritualité pour la faire évoluer.
>
> Je suis (…) et je mets mes aptitudes de coaching au service de mes collaborateurs.
>
> Je suis (…) et je m'ancre profondément dans le business et la spiritualité.
>
> Je suis (…) et je m'incarne profondément dans ma vie.
>
> Je suis (…) et je suis pleinement conscient de mes choix.
>
> Je suis (…) et je suis le leader de mes énergies.
>
> Je suis (…) et je mets le doute à mon service.

---

28. Ici, il est important de dire ses prénoms si on en a plusieurs, et son nom + son nom de jeune fille si l'on est mariée.

Être attentif à nos rêves, les noter et interpréter le symbolisme :

J'ai appris à travailler avec les rêves lors des rituels que l'on fait en travail de guérison et lors de voyages initiatiques avec la symbolique des lieux. Cela m'a été d'une grande utilité à plusieurs reprises. Et dans la vie quotidienne, je me suis acheté un livre de symboliques des rêves, et dès que je me réveillais avec un rêve à l'esprit, je le notais avant de l'oublier, et une fois levé, j'en cherchais la symbolique. Les informations que l'on obtient ne sont pas toujours d'une fiabilité élevée, mais c'est toujours intéressant et peut nous aider à comprendre ce que l'on traverse et comment on le vit intérieurement.

Se servir des symboles :

Selon les cultures, il existe beaucoup de symboliques construites à travers l'histoire. Je partage celle qui me parle le plus et que j'ai utilisée, mais nombreuses sont celles qui existent, libre à chacun de trouver sa voie.

Dans les cultures amérindiennes, il y a trois animaux totems qui représentent l'éveil de conscience, l'évolution : le serpent, le jaguar et le condor. On retrouve dans presque toutes les civilisations anciennes des symboliques puissantes autour des animaux. Je ne me souviens plus de la description entière, mais j'ai retenu quelques notions.

Le serpent vient de la terre, du monde d'en bas, il est le symbole de la renaissance, du renouveau, il mue, il est souple et rampe sur le sol de manière très rapide. J'associe cela aux premières étapes d'un projet, d'une nouvelle attitude, nous rampons, nous n'avons pas de visibilité, car nous nous faufilons à travers les plantes et les herbes, nous sommes prêts à fuir ou à bondir selon les situations.

Le jaguar est un félin souple, robuste et d'une belle allure. Il représente la force tranquille, il n'hésite pas et écoute son instinct. Il est efficace et peut courir très vite en faisant des bonds dépassant nos imaginations. Il nous aide à nous reconnecter à notre force intérieure, à notre intuition, à notre instinct naturel. Il attaque dès qu'il se sent en danger (ego fragile, cependant), il ne laisse pas le temps de se faire attaquer.

Le condor est le roi des oiseaux, il vole plus haut que l'aigle, il est souvent seul, il n'utilise que rarement son énergie, car il use de son intelligence pour se laisser porter. Il nous aide à nous connaître nous-même dans les profondeurs et à nous reconnecter à notre essence. Pour cela, il faut prendre de la hauteur.

Retour d'expérience sur la méditation :

Durant ces années à méditer, je suis passé par plusieurs phases et j'ai défini trois niveaux de méditation, calqués sur mon expérience.

1) Observer ses pensées sans les accrocher nous permet de voir le niveau d'agitation de notre mental, les peurs qui alimentent notre système, et d'analyser nos schémas de réactions et d'actions.

2) Observer le rythme de nos pensées et d'où elles proviennent nous amène au niveau supérieur. À la fin de ce niveau, nous sommes capables d'influencer nos pensées sans les refouler.

3) Observer la création de la pensée, où elle puise sa source. Le but de ce niveau est de créer une pensée souhaitée, poser des graines et modifier notre mode de pensée, et ainsi notre état de conscience. Nous pouvons aussi modifier nos programmes automatiques qui représentent environ quatre-vingt-cinq pour cent de ce que l'on est. On ouvre ainsi les portes de l'infini.

À ce niveau, on devient un médium parfait et en parfaite canalisation. On peut choisir les pensées que l'on souhaite canaliser sans subir notre « moi inférieur ».

Il m'est arrivé plusieurs fois d'accéder au troisième niveau, ce que l'on ressent est indescriptible. On devient ce sur quoi on se connecte. Un jour, je méditais en regardant un arbre et ma conscience s'éleva à un tel point que je ne savais plus si c'était lui qui me regardait ou si c'était moi qui me regardais à travers lui. C'est très perturbant ! Quand je me concentrais sur un lieu, je pouvais parfois ressentir ce qu'il avait enregistré. Lors de coaching et de soins, il m'est parfois arrivé de percevoir la totalité de l'être du patient et de lire ce qu'il projetait à travers son aura. Cette dimension n'est accessible qu'après obtention consciente de l'autorisation du patient. On ne désire plus rien dans cet état-là, on se contente de contempler toute la beauté de ce monde. Heureusement ou malheureusement, c'est un état magique qui ne dure que quelques minutes, et il suffit d'un rien pour nous ramener à la réalité matérielle. Je n'ai toujours pas percé les secrets pour arriver à cet état à la commande, et il n'est pas assez en harmonie avec mon écosystème pour être accessible à ce niveau d'énergie.

La première fois que j'ai eu l'autorisation d'accéder à ce niveau, j'ai compris qu'il ne pouvait y avoir une guérison d'une maladie quelconque sans la prise de conscience associée de pourquoi elle était là. C'est très clair, tout est juste, même les choses les plus ignobles qui se passent en ce monde. Pour s'en détacher, il faut d'abord accepter ce qui nous arrive ; puis, avec un travail quotidien, comprendre peu à peu le lien avec son histoire pour un jour arriver au niveau de conscience suffisant pour comprendre la leçon, guérir sa blessure et laisser agir en nous la guérison de la distorsion correspondante.

J'ai exploré la méditation durant des années, d'abord pour guérir, ensuite pour me comprendre, et enfin par contemplation de ce que j'y découvrais.

Dans la phase de guérison, ma méthode était la suivante : je choisissais un endroit calme où je savais que je n'allais pas être dérangé, le téléphone en mode avion et, si j'étais dans mon bureau, je fermais la porte.

Assis ou debout, je fermais les yeux et procédais à quelques respirations ventrales pour détendre le diaphragme et relâcher la pression.

Et lors d'une grande inspiration, ma conscience suivait le cheminement de l'air et entrait en profondeur dans tout mon corps. L'air me transportait à l'intérieur de moi et m'y laissait en tant qu'observateur.

À ce moment-là, je n'étais plus là pour commander, j'observais, et même si c'était difficile, je ne faisais rien, je ne jugeais rien, je ne m'accrochais à aucune pensée. J'observais sur trois plans : mes pensées, mes émotions et les sensations dans mon corps.

Je prenais le temps qu'il fallait pour attendre que l'agitation de mon mental se pose. Je considérais que ce premier temps d'observation était du nettoyage des bribes d'informations que mon mental n'arrivait pas à traiter. Puis venait un moment où tout se posait naturellement.

C'est à ce moment que je mettais l'intention en corrélation avec ce que je souhaitais travailler. Pour l'exercice de construire mon projet d'entreprendre, l'intention que j'ai mise était : qu'est-ce qui me nourrit ? Qu'est-ce qui me remplit d'énergie ?

Et là, je laissais la magie se produire, je laissais mes systèmes travailler ensemble, des images venaient à moi, des idées, des sons, des visions, des ressentis, des sensations corporelles...

Une fois terminé, je prenais de nouveau une grande inspiration et je remerciais pour cette expérience.

Et enfin, je notais tout ce j'avais perçu avant de l'oublier et ce n'était que plus tard que je le mettais en page.

Dans mon portable et mon ordinateur, j'ai une application de notes synchronisées où j'inscris tout ce que je perçois. Je crée autant de fiches que j'ai de thèmes de travail en cours. Et c'est parfois quelques mois plus tard que je reviens dessus. Il m'arrive souvent de me relire quelque temps après et de ne plus me rappeler du texte, c'est ce qui peut arriver lorsque l'on capte des informations en canalisation de notre âme et de nos profondeurs.

Exercice pour la congruence des sphères :

Le principal but de cet exercice est de faire comprendre à notre ego qu'il n'y a pas que lui et qu'il n'est pas le centre du monde. Avec « la vision copernicienne », on redescend à sa juste place et on limite le pouvoir de notre ego sur nous.

Ensuite, je laisse en mémo l'outil que j'ai développé et adapté de l'enseignement spirituel que j'ai reçu pour l'alignement des sphères. Il peut servir dans beaucoup de domaines du quotidien :

Mon outil d'alignement des sphères (Congruence)

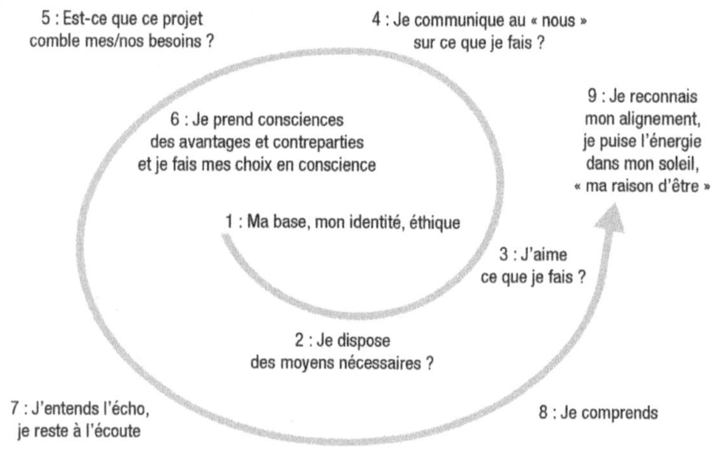

Détail de chaque étape :

1. La base consiste à définir si ce que je choisis est en accord avec mes valeurs, mon éducation, ce que je suis, ce en quoi je crois. Un exemple : quelqu'un qui est vegan et qui fait l'exercice avec une sphère de travail dans un abattoir. Les valeurs ne sont pas en adéquation et il ne peut donc pas passer à l'étape suivante.

2. Le deuxième niveau consiste d'abord à identifier les capacités nécessaires à la réalisation de la tâche ou de la mission choisie, puis de définir si je les ai ou pas. C'est valable pour n'importe quelle sphère choisie, il suffit d'adapter l'exercice. Par exemple : je souhaite acquérir un appartement ; est-ce que je dispose des moyens financiers nécessaires ? Oui ou non.

3. C'est au troisième niveau qu'il nous faut nous connecter à nos émotions. Est-ce que j'aime ceci, est-ce que j'aime cela ? Est-ce que j'aime mon travail ? Pour le cas d'un appartement, est-ce qu'il me plaît ? est-ce que j'aime ce quartier ?

4. On en arrive à la parole : est-ce que je parle facilement de ce sujet, de cette sphère ? Si non, pourquoi ? Je dois communiquer avec les gens

qui m'entourent, ils doivent savoir ce que je fais et pourquoi. Le fait de parler permet de s'exprimer et donc de donner vie à notre sphère. Bien sûr, si notre sphère est personnelle ou sensible, je réfléchis bien avec qui je vais en parler.

5. Est-ce que cela comblera mes besoins ? Mes attentes ? Est-ce que j'y trouve mon compte ? Il est important de se poser ces questions, cela n'a rien d'égoïste. Bien souvent, dans notre éducation, on nous apprend à nous servir en dernier, et dès que l'on pense un peu trop à soi, on peut avoir des personnes qui nous jugent « égoïste », cela peut laisser des traumatismes. Ce qui compte, peu importe si l'on se sert en premier ou en dernier, c'est d'avoir sa place, d'avoir sa part et de s'en assurer. Cette étape est là pour définir si on existe bien dans ce projet, dans cette sphère, dans cette partie de dualité avec qui l'on veut faire la paix.

6. Je prends conscience des avantages et des contreparties, puis je fais un choix en conscience. Le but ici est de poser le sujet, prendre du recul, et en faire le tour sur 360°. Par exemple, pour le projet de créer une entreprise, je prends ce recul nécessaire et j'essaie d'identifier les avantages, qui pourraient être : sentiment de liberté, accomplis-

sement personnel et professionnel, plus de rémunération, réaliser ce qui me tient à cœur, voler de mes propres ailes, construire un projet à plusieurs... Et j'identifie également les contreparties : frontières de la vie privée attaquées, cautions personnelles pouvant mettre en danger ma famille, épuisement, frustration, échec, subir des conséquences au-delà de la frontière du professionnel... Plus on en trouve, mieux c'est, et une fois fait, je m'imprègne consciemment des avantages, des risques, des contreparties, je me projette si je le souhaite, puis je prends ma décision. Ainsi, en remplissant bien cette étape, on se protège d'une quelconque déception future.

7. On avance, mais ce n'est pas encore fini. Nous avons des oreilles et il est important de s'en servir. Je dois rester à l'écoute de l'écho, de ce qui revient à moi. Je dois tenir compte des avis extérieurs sans pour autant me laisser influencer. Dans un choix d'association avec quelqu'un, par exemple, on peut nous prévenir que la personne n'est pas dans nos valeurs. Et si nous sommes en dualité intérieure, on prendra sûrement ces remarques comme désobligeantes et il est possible qu'on n'écoute pas. Une mise en garde ne doit pas forcément remettre en cause nos choix,

cependant, nous nous devons de nous protéger. Dans le cas présent, il suffit d'en parler avec l'associé(e) choisi(e) et de rédiger un pacte d'associé prévoyant toutes sortes de protocoles adaptés à nos mises en garde.

8. Je comprends. Normalement, quand on arrive à cette étape-là, on est censé comprendre ce qui se passe dans notre être et nous sentons la résonance avec la sphère concernée. C'est à cette étape qu'on s'approprie pleinement le sujet, on le maîtrise, on le connaît et on sait pourquoi il est en phase avec nous.

9. C'est l'accomplissement. À cette 9e étape, la sphère que j'ai choisie est alignée sur celle de mon soleil. Elle est maintenant connectée à ma source et ne pourra pas être déstabilisée par les événements extérieurs.

Une fois que tous les systèmes sont alignés et que nous les avons intégrés dans notre esprit, nous pouvons nous féliciter de cette congruence.

Quelques bonnes pratiques qui m'ont permises de me reconstruire après mon épuisement généralisé :

1. Éviter si possible les traitements qui inhibent notre capacité à nous autoguérir. Notre corps est

doté d'une intelligence absolue ; le laisser faire, l'écouter et lui redonner sa place.

2. Massages.

3. Acupuncture.

4. Micronutrition.

5. Méditation, méditations guidées.

6. Réflexologie plantaire.

7. Sophrologie.

8. Yoga, yoga du rire.

9. Balnéothérapie.

10. Faire des activités qui nous reconnectent à notre corps.

11. Devenir le disciple de son corps, répondre à ses moindres besoins en mettant le mental au service de son bien-être.

12. Accepter d'être un humain, de ressentir ses émotions, sa souffrance, sa douleur, ses peurs, ses angoisses, ses blocages, sa colère, sa haine…

13. Se relever à chaque échec et se battre pour se réintégrer dans le monde ; c'est un combat permanent, mais il développe une force extraordinaire en chacun de nous.

14. La persévérance.

TABLE DES MATIÈRES

À PROPOS DE L'AUTEUR

Grégory Hourcadet est branché. D'abord par son métier d'électricien engagé pour la transition énergétique, mais surtout branché aux autres, en créant des projets qui prennent vie parce qu'ils font le lien où chacun trouve sa place.

Toute sa vie a été dédiée aux autres. Nageur-Sauveteur à dix-huit ans, il veillait déjà à la sécurité des plus jeunes et a poursuivi dans cette voie en s'engageant dans le Corps des Sapeurs-Pompiers Volontaires en se spécialisant dans les sauvetages nautiques, les feux de forêts et la conduite en milieu périlleux.

Mais ça, ce n'est qu'une des vies parallèles qu'a menées Grégory dès son plus jeune âge. À vingt ans, il est élu meilleur apprenti BTS par le Rotary Club. Deux ans plus tard, bien que préparé depuis quatre ans par son responsable, on le propulse au poste de responsable d'agence et d'une douzaine de salariés. Quelques années plus tard, le groupe ferme et Grégory tient à ce que son équipe reste soudée. C'est là qu'il crée sa première entreprise, Eurelec, ayant pour objet de rembaucher ses douze anciens collègues. Son leadership naturel émanait déjà malgré son jeune âge de vingt-trois ans et demi à l'époque. Plusieurs trophées et encouragements l'on propulsé vers une croissance forte.

En 2015, il co-crée une seconde entreprise, Quadrilater, dédiée à la fabrication de bungalows modulaires. Aujourd'hui, à trente-cinq ans, il préside le Groupe Eurelec, comportant quatre-vingts collaborateurs et structuré en cinq spécialités métiers. Il est également un citoyen engagé en tant qu'Officier de Sapeur-Pompier Volontaire au Service de Prospective et de Développement du Volontariat.

Un leader ne dirige pas, il inspire. C'est pour cette raison que Grégory a été mis en avant à plusieurs reprises par le Rotary club, les étoiles de l'économie en 2012 et 2016, le trophée de l'Audace en 2016 du CJD de Pau, et il devient aussi le plus jeune ambassadeur du Vic Bilh en étant intronisé à la Viguerie Royale du Madiran en tant que Vigneron d'Honneur.

Grégory est un leader engagé avec de grandes qualités humaines. Il se révèle lors des gestions de crises et c'est pour cette raison que le symposium international, les étoiles de Pau et tant d'autres sont venu le chercher pour gérer différents évènements qui ne s'enrayaient pas correctement. Que ce soit pour gérer trois cent cinquante bénévoles ou pour homologuer en urgence un circuit aux normes mondiales du WTCA dans un circuit automobile.

Sa toute dernière création date de la rentrée 2023 avec ARTGONOMIA, un cabinet de recherche et d'accompagnement pour les entrepreneurs, intrapreneurs et futurs entrepreneurs. Son but est de développer et partager l'Art d'améliorer sa relation à soi et au travail.

ISBN (livre) : 978-2-37692-373-2
ISBN (eBooks) : 978-2-37692-374-9